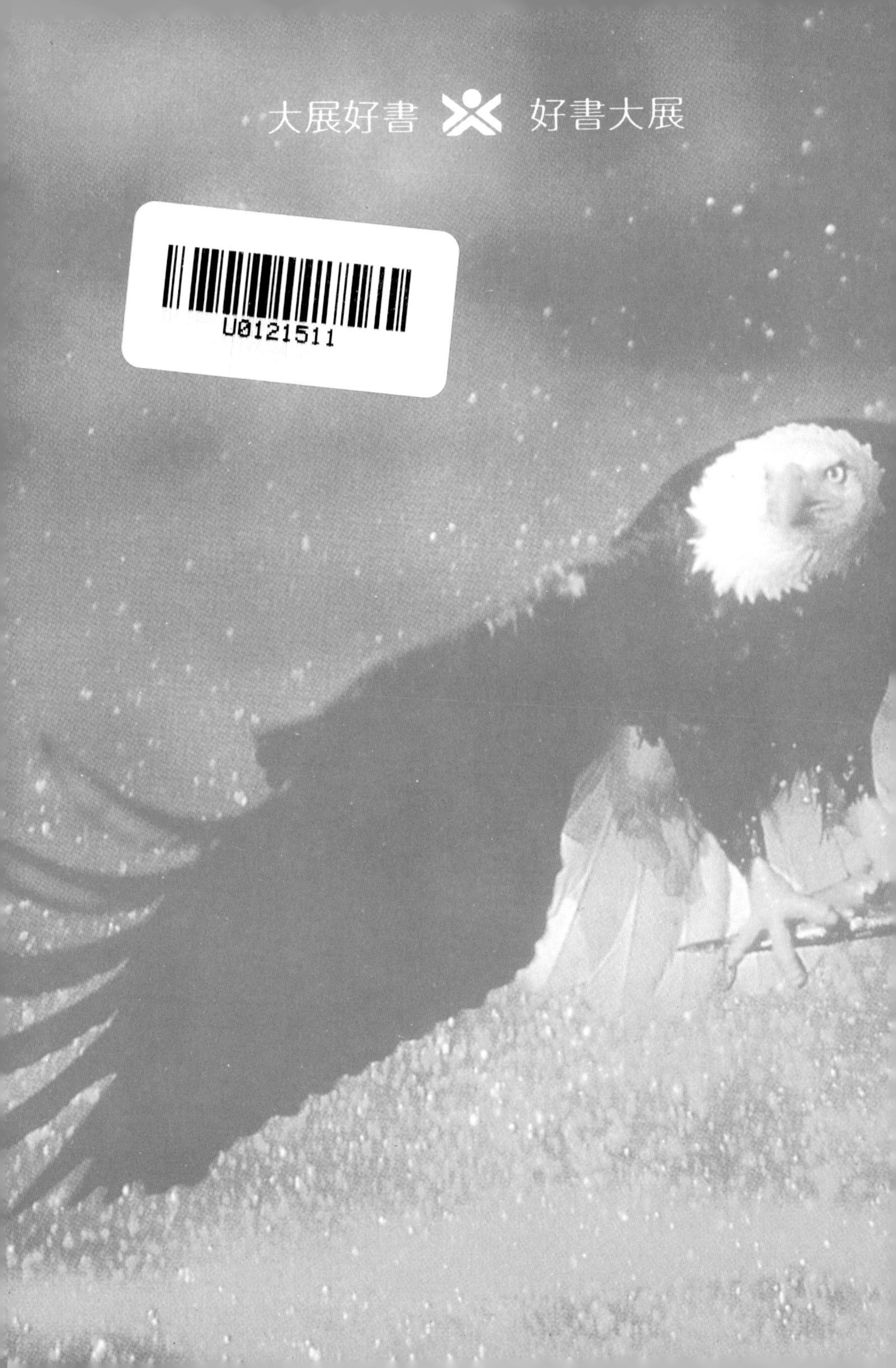
大展好書 好書大展

家庭醫學保健

30

無醫自通

牙齒保健法

廖玉山／編著

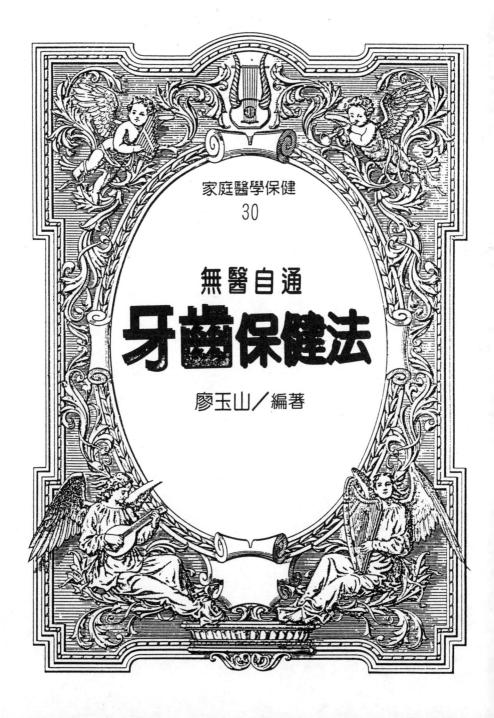

序

一般人的通病是牙痛時，就慌慌張張地找牙醫，但是，一旦診療完畢，不再疼痛時，就每天只花二——三分鐘刷刷牙，而把牙病全拋諸腦後，一點都不放在心上了。

假如，牙痛換成是胃腸、腎臟或心臟等器官的疼痛時，縱然看過醫生，診療後也不再疼痛了，可是，大多數人却還會提心吊膽，小心翼翼地加以保護。

因此，蛀牙或齒槽膿瘍等疾病，比起其他的病痛，都為人所輕視、忽略。

本書就是希望大家能重新認識牙痛的真相，不要再被牙病所困擾，讓每個人都能過著更舒適健康的生活。

* * * * * * *

所以，本書在第一章中，首先為大家陳述，口腔內存著衆多病原體的事實。接著，在第二章則進一步為大家說明，這些病原體藉由蛀牙、齒槽膿瘍等，如何來影響到我們人體全身病痛的問題。

牙痛與全身病痛的關連，雖然仍有許多未知的部分需要醫學界再深入研究探討，但是，藉此，希望能讓大家明白「只是區區的蛀牙而已嘛……」這樣的觀念，有多麼地危險。

最近牙科治療技術的進步日新月異，但，也正因為這些齒科治療、齒科器材的進步，而衍生出前所未有的新問題。這些問題將在第三章為大家陳述，同時，針對精神緊張與牙齒的關係也有所說明。

時下相當盛行所謂的「美容臨床學」，因此，第四章就以美容的觀點來探討牙齒的問題。一個具有魅力的表情，通常是由嘴角牽動的美而決定的，而促使嘴角牽動的，則決定於牙齒周圍的表情筋肉。本章中順便也介紹給大家一個「鏡前簡單臉部體操」。

兒童都愛甜食，這是自古至今不變的道理。不過，隨著時代的進步，文明的產品像速食品、清涼飲料等層出不窮，這些又成了孩童們愛不釋口的食品，而這些食品中，我們很難斷定它對孩子們的牙齒無絲毫影響。

在這種情況下，為人父母者要如何保健孩子的牙齒？有關這些問題我將在第五章詳述。

第六章乃以刷牙的方法為討論的重點。刷牙是維護牙齒健康唯一又最有效的方法，但是，刷牙也要有正確的方法。如果使用方法錯誤，不但沒有效果，反而有害。

如何選擇牙醫師以及關於診療費的問題，也許是患者最關心的問題，事實上，卽使在美國，也有許多關於牙齒診療糾紛的訴訟案件。因此，針對這些問題發生的原委，也作一介紹。

並不是患者知道的越詳細，就能獲得最佳的治療。其實，醫療是建立在醫師與患者之間的信賴程度上的。

縱然有所謂的「選擇好牙醫的要訣」，但是，最後的判斷還在於是否能夠信賴牙醫師的原則上。

因此，在最後的第七章，針對健康觀點為大家稍作論述。牙齒不好，一定會影響到全身，而身體某個部位覺得不適時，也會使您的牙齒生出毛病來。所以，雖然講「牙齒的健康維護」，其實並不只是「牙齒的健康維護」而已。

＊ ＊ ＊ ＊ ＊ ＊

隨著高齡化社會的演變，大家都有想要伴著自己的牙齒過一生的心願。本書如果能夠幫助一個人甚至更多的人來保護牙齒的健康，將是作者無上的榮幸了！

目錄

第二章 成爲全身病源的牙病

●棄之不顧會有可怕的後果

第三章　因牙科治療而得的病症

第四章 魅力的表情因牙而生

●從此跟口臭說再見

第五章　如何讓幼童學會咀嚼

●幼童牙齒保健法

第六章 無醫自通的牙齒保健法

第七章 咀嚼就是思考

●自己的牙齒自己來維護

第一章　不容忽視的口中疾病

●蛀牙、齒槽膿瘍不可怕嗎？

1 恐怖的愛死病源體在口中

人在哇哇落地的瞬間是無菌狀態的。但是，經過了二、三個鐘頭後，口中就產生了乳酸桿菌、連鎖球菌等細菌，一旦長達四八小時，這些菌數就達到最高值。

接著，在乳菌開始萌生的時候，常存在口中的細菌就漸漸增加，不久，任何細菌都可以進出無阻了。

到底口中有多少細菌呢？在每一毫升的唾液中，大約有四億四〇〇〇萬到五五億的微生物，這些幾乎全是細菌。同時，在齒表、齒間留存的齒垢，一公克之中，據說也有一〇〇〇億的細菌存在。

以造成蛀牙的鏈黴素爲始，黃色的葡萄球菌、梅毒廻旋菌等各種無數的細菌，在口腔內汲汲營生著。

口腔內有殘渣等養分，同時唾液及體溫又可保持適當的溫度，對細菌來說，是再好不過的溫床了。

在那樣稱心如意的「細菌巢窟」中，現代的黑死病—愛死病等，那有不喜歡的道理。恐怖的愛死病源體卽借宿在口腔內。

一般人都强調愛死病的傳染，是經由同性戀者的性關係而來的，但是，唾液或血液也是傳染的媒介。所以，存在口腔內的愛死病原菌，也有可能趁著蛀牙或齒槽膿瘍等管道，潛入我們的人體為害。

美國的影星洛克遜因感染愛死病，不久去世—這個消息一傳開來，在好萊塢的女明星便開始拒絕拍攝接吻鏡頭，一般的宴會，彼此也是以「空中接吻」來代替招呼，大家都害怕接吻而被感染愛死病。

現在，美國的愛死病患已經多達一萬三千二二八人，其中大半都已死亡，同時，據推測感染有愛死病原陽性抗體的帶菌者大約有六、七十萬人。而這些感染者的口中，愛死病菌便是與蛀牙菌等一起繁殖生長的。

日本也於今年三月正式發表了第一位愛死病患，到七月底合計有八人，一、二年後預測將可能高達二〇〇名左右，實在不容掉以輕心。

原來，口腔內是連愛死病菌也留連忘返的「細菌溫床」啊。

2 接吻也可能感染肝炎

捐血機構的相關業者，經常呼籲說：「牙醫師不能輸血」。因爲，感染肝炎濾過性病毒的牙醫太多了，正如一般人說的「肝炎是牙醫的職業病」，可見其感染率之高。

在狹小的口腔內，那幾百分之一釐米方寸裏工作，是無法如同外科醫師一樣，帶著手套進行牙病治療的，往往空手作業的情況居多，這是提高牙醫患肝炎的原因之一。

最近，牙醫師使用的醫療用具，都可以用完卽丟，解剖刀也是僅用於一名患者，隨後卽丟棄不用，這是預防感染肝炎的對策之一。

讓患有肝炎的牙醫師來治療牙病，對患者而言是令人不安的。因爲，搞不好蛀牙是痊癒了，却換來更難纏的肝炎感染呢！

不光是愛死病菌而已，口腔內也蟄居著肝炎濾過性病毒。在日本，肝炎病菌的帶菌者已高達五〇〇～七〇〇萬人，這麼多人的口中，都寄居著肝炎病毒。

牙醫師當然也治療過這些人的牙齒，難怪感染肝炎的機率要來得高。

而且，唾液及血液中隱藏著的肝炎濾過性病毒，是引起慢性肝炎、肝硬化、甚至肝癌的病源體，令人害怕。試想，B型肝炎帶菌者之中，大約有一成不久即患有慢性肝炎，而其中一部分演變成肝硬化，這當中又有一部分人導致肝癌的蔓生。

更令人恐怖的是，藉由唾液或血液，也讓自己的親戚朋友染上了肝炎病毒，尤其是免疫力弱的嬰兒，一旦感染上肝炎病毒，終其一生都要受到肝炎的危害。

假使，不知相戀的對方是位肝炎帶菌者，在一次熱吻之下，就可能被感染。那時候，如果您患有蛀牙或齒槽膿瘍，那感染肝炎濾過性病毒的機會就大了。

喪生於肝硬化與肝癌的日本人，每年都達三萬人。這個元凶，肝炎濾過性病毒佇足於口腔之內，無時不在等待良機，以便趁機而入。由此，大家就可知道，我們的口腔是個險象叢生的「萬惡魔地」呢！

3 高溫潮濕的口腔是黴菌的溫床

口腔內有一定的溫度，濕度亦高達百分之百。正如高溫潮濕的梅雨期一樣。每年，一到了梅雨季節，就是黴菌繁殖最旺盛的時候。

在壁櫥的最裡面，皮製衣物常有發霉的現象，仔細一瞧，有時連天花板也都可發現斑斑點點的黴菌繁殖著。

梅雨季往往會延續一個月，但是，口腔內則是一年到頭都是梅雨季的溫濕。因此，口腔內無時無刻沒有黴菌在繁殖，對黴菌而言，口腔內是絕無僅有的最佳生長環境了。

首先就是黴菌中的一種子囊菌類，它在人體衰弱的時候，最容易繁殖，口角、舌頭上的白斑便是由它而來。健康人的口腔中有五〇%的子囊黴菌，而從一般人的糞便中也可檢查出六五～九〇%左右的子囊黴菌。通常它是非病原性的，生長於口腔中，對人體並沒有害處。

另外一種是當身體不適時，會造成髓膜發炎的黴菌。還有一種黴菌經常會從口

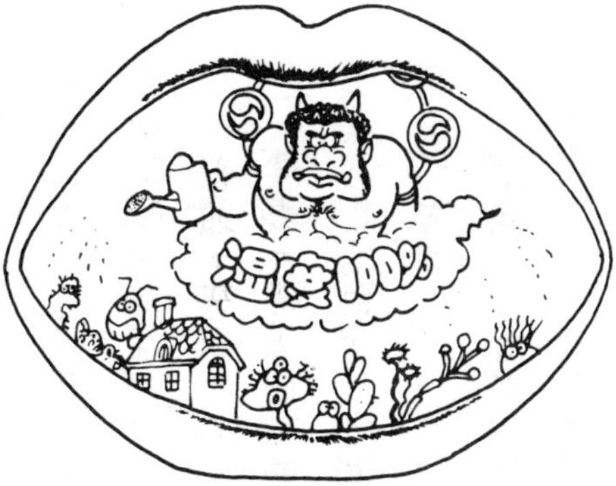

腔入侵咽頭、喉頭，不久移動至肺部，導致可怕的肺結核。

這種班底的黴菌，偶而還會玩起「惡作劇」，尤其是患有白血病或腫瘍等嚴重疾病，因長期使用抗生素及副腎皮質荷爾蒙劑，使得體力大爲消耗時，這些黴菌就趁虛而入，大肆囂張，後果眞是不堪設想。

經常處於口腔內的子囊黴菌，一旦它的宿主有類似上述那種情況發生時，它也會一改常態，胡作非爲起來。很多疾病都是輕微的感染而引起，最後常導致支氣管炎、內心膜炎、敗血症、髓膜炎等附加病症，而危害到生命的安全。所以，不要以爲，常存在的子囊黴菌對人體無害而掉以輕心，要記住疏忽才是大敵。

各種黴菌都非常喜歡高溫潮濕的口腔，在這個世上難求的溫床，它們世世代代不眠不休地繁殖生長，等待良機，圖謀能趁虛而入。

4　細菌穴居於膿袋內

以牙垢爲城堡的狂暴細菌們，經常在牙齒與齒肉之間穿梭侵襲，一旦使齒槽膿瘍惡化時，就會形成一般叫做盲膿的膿包。

普通，牙齒與齒肉之間的齒肉溝，深度大約只有〇・五至二・〇釐米的空間而已，不過，隨著症狀的惡化，會變成三・〇釐米～四・〇釐米，情況嚴重的話，深度還可能達到五・〇釐米以上。這麼一來，連齒槽骨都遭到破壞，那一天說不定突然牙齒鬆動，摸一下就掉下來了。

膿袋是細菌繁殖的最佳場所。因爲由這地方可以獲得從齒肉間滲透出來，具有高度營養的蛋白質及白血球等物質。

據說膿袋內的物質，每一公克就有一三〇億的細菌，更有趣的是，隨著齒槽膿瘍的惡化，這些細菌的成分也起了變化。

健康狀態下的膿袋內部，有許多的連鎖球菌以及放綫菌。但是，如果有齒肉炎的症狀時，米唐斯菌或桑格以斯菌（音譯）、葡萄球菌等就會增多。

再者，如果感染齒肉及齒下組織都遭到破壞的牙周病時，病原性極高的變形細菌則不斷地增多。

而在齒槽膿瘍相當嚴重的膿袋，以顯微鏡來探測的話，可以發現病原性極高的細菌，有如「洞穴之王」一般稱霸橫行。

但是，這「洞穴之王」却比一般細菌來得狂暴凶猛，經常殘暴地刺破肉壁，並且，潛入血液之中，侵入其他器官內，甚至大膽地要強奪人的性命。如果您無視於「齒槽膿瘍」的危險，也許您就要葬身在這些膿袋內無惡不做的「細菌軍團」手裏了。

也就是說，齒槽膿瘍並不只是導致牙齦出血、牙齒脫落的情況而已。只要它的症狀越惡化，則病原性越高的細菌，便越能在口腔內「生長茁壯」。

所以，千萬不要和患有齒槽膿瘍的情人相擁熱吻，因爲，這會讓您也感染了膿袋內的細菌。爲了和相愛的人一嚐熱吻的甜蜜，還是勸他趕快把齒槽膿瘍的疾病治好吧！

5 牙病不會自然痊癒

日本目前大約有六萬名的牙醫師，培育牙醫師的牙科大學有二九所，每年有三千名左右的學生畢業，成為牙醫師。

需要這麼多的牙醫師，可想而知牙病有多麼猖獗了。因牙病到齒科求診的人數，是其他病患無可相比的。

爲什麼牙齒會產生這麼多的毛病呢？要了解其中原由，就必須對「牙齒」這個器官的生物性特徵有所了解，才可以知其所以然。

①牙齒是在一四～一五歲時長成，以後不會再去舊出新。換句話說，一旦牙齒患了疾病就愈演愈烈，和其他疾病一樣，不會自然痊癒。

②口腔具有適應的機能，喝冰水時，溫度降至〇度；喝熱茶時，則立刻回昇爲七〇度。

甜點、酸辣食品、硬如核桃之類的各種食物，都可以塞進口腔內。而且，正常口腔內的濕度是百分之百，所以，牙齒生長的環境是相當惡劣的，這也是使牙病增多的原因。

③牙齒的兩大疾病，蛀牙及齒槽膿瘍，主要是口腔內經常存在的子囊黴菌所引起的。也因爲由口腔內的細菌所感染的毛病，無法像其他疾病一樣，杜絕感染的病源，因此，預防工作非常困難。

由於這些原因，牙齒受到非常大的刺激，又加上食物殘渣及唾液等的攪和，使它像是置身在「臭水溝」般的環境，更進一步說，它無疑是處於人體內最「骯髒」的場所裏。

要預防牙病，除了好好地清理這個臭水溝，也就是確實地刷牙之外，別無他法了，但是，要做到這一點又是相當的不容易。早上，上班前的三〇秒清理臭水溝，是一點也無濟於事的。

但是，這件掃除工作，非得每天持之以恒地實行不可，如果您一點也不把牙病放在心上，那麼您就可能遭遇到在第二章爲您詳述的強烈「攻擊」了。

6 七～九成的日本人患有齒槽膿瘍

我經常替上班的職員檢診牙齒，最近終於不再有人因爲蛀牙痛才來診治的情形發生了，尤其是被稱作白領階級的人，越能注意保養自己的牙齒。

爲什麼牙齒的受診率會比別的疾病來得高？此乃因爲拔牙、補牙、洗牙等的治療、處理繁多的緣故。

的確，日本成年人的蛀牙診療率，在世界的先進國家中，乃首屈一指。以瑞典、丹麥等國來說，兒童的蛀牙處理，比率雖然高，但是到了成年人就降低了許多。這些先進國家，對成年人的牙齒健康保健，比日本來得重視也是一個原因。但是，治療率高的，也只是蛀牙而已，對於另一個疾病—齒槽膿瘍而言，到目前也沒有一個確切的治療方法。

據說，日本人中有七～九成的人患有齒槽膿瘍等牙齦方面的疾病。八成到了三五歲之後，便成了「無牙」患者，此乃這個齒槽膿瘍所造成的。

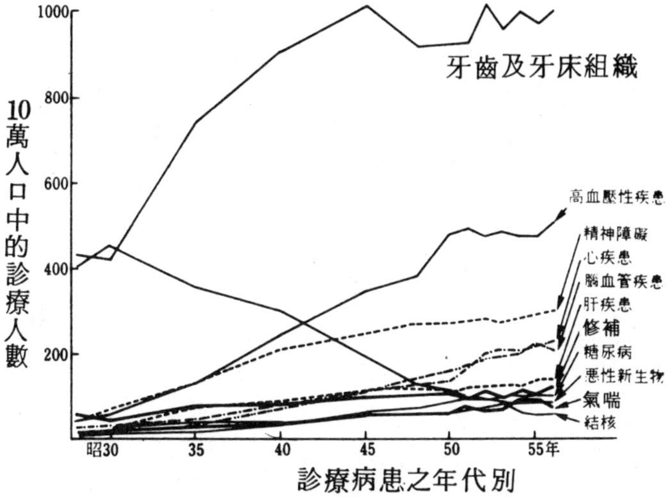

如果覺得自己的牙齦有些奇怪的人，在鏡前張開嘴巴檢查一下牙齦的顏色。粉紅色的話，則可放心，若是牙齦與牙齒之間呈現紅色的話，就已經染上了齒槽膿瘍的前奏齒肉炎了。當它演變成齒槽膿瘍時，牙齒的周圍便會長出齒肉袋，那裏面最容易藏污納垢了（如食物殘渣）。

這個齒肉袋必須切除掉，如果棄之不顧，不僅會讓您的牙齒蛀蝕殆盡，還會變成引起全身各種病痛的病源。

預防齒槽膿瘍的最有效方法是刷牙。但是，很多人並不知道正確的刷牙方法與時間。如果您能遵照第六章所陳述的正確刷牙方法來實行的話，就可以預防或治療齒槽膿瘍了。

7 爲何有牙垢與牙結石

齒槽膿瘍和蛀牙一樣，是不會自然痊癒的。任意由它發展的話，不久，牙齒就會鬆動而至脫落，而且，齒槽膿瘍和蛀牙不一樣，當它在腐蝕的進行過程中是悄然不爲人知的，一旦覺得疼痛時，往往已經腐蝕得相當利害了，所以，它是相當可怕的。

那麼，齒槽膿瘍是怎麼發生的呢？在基本上，齒槽膿瘍的肇因是和蛀牙一樣。第一階段是由食物中的糖分與口腔內經常存在的子囊黴菌所形成的齒垢，在齒肉間發炎，也就是齒肉炎。

如果再稍微嚴重些，不僅只是齒肉而已，恐怕連齒槽骨都會因而腐蝕掉。這個症狀就是齒肉炎，也就是所謂的齒槽膿瘍了。

接著，再詳細說明齒垢如何變成牙結石，以及演變成齒槽膿瘍的過程。因爲，只有知道這當中的來龍去脈，才可以談到防治的方法。

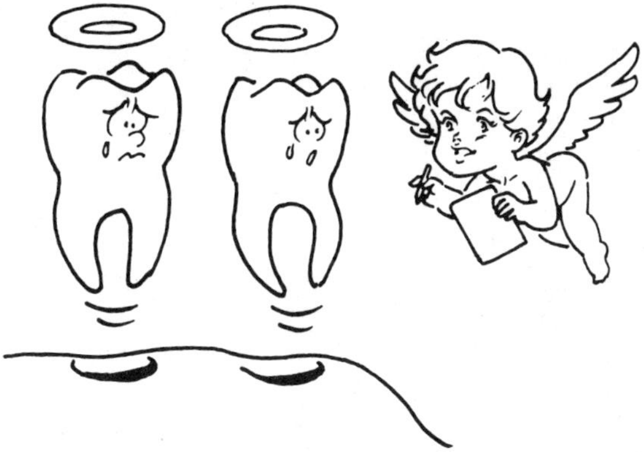

齒槽膿瘍

請用指甲刮一下牙齒看看，有沒有黃白狀的黏稠物附在上面？這就是齒垢了。如果是不愛刷牙的人，應該會有許多的齒垢附着在牙齒上，這是各種細菌體的組合場所，其中也有造成齒槽膿瘍的細菌存在。

這些黏稠狀的東西，一～二天後就開始石灰化，不久就牢固地附著在牙齒上，這時候，光用指甲是刮不掉的，如果用金屬器具用力的刮，會像砂一般地掉落下來，這就是牙結石。看起來似乎和齒垢不一樣，與細菌也扯不上關係，其實是如同齒垢一般，對細菌而言是再好不過的巢居地了。

由於牙結石容易和唾液中的鈣質結合。因此，接近唾液綫的牙齒，如上顎大臼齒的頰側，下顎前齒的舌側，就比較容易形成牙結石。

同時，它和齒肉溝中滲透出來的液體也容易結合，因此，有齒肉炎的人也有不少的牙結石。而齒肉內的牙結石，也許是血液混入的關係，其特徵是略帶黑色。

造成齒槽膿瘍的病原菌，是屬嫌氣體性細菌，所以經常藏在牙結石中繁殖，對細菌而言，這個牙結石是絕佳的巢居處。爲什麼呢？因爲牙結石並不會被唾液或其他液體所流失，在極端惡劣環境—口腔內，也不會流失的緣故。在這個固若金湯的城堡中，細菌便以溶解於唾液中的養分爲食物，不斷地增殖，而相對的這個城堡也就愈形刀槍不入了。

另外，牙結石的表面粗糙，會刺激齒肉而造成潰瘍。

經由這些過程，就演變爲齒槽膿瘍。該元凶就是齒垢與牙結石，如果不攻破這個惡巢，是無法預防齒槽膿瘍的。但是，這個惡巢却不是一、二次攻擊就可輕易擊潰。

要破滅這個惡巢，唯有仰賴刷牙的工夫，而這個刷牙的工作，如果是一般人每

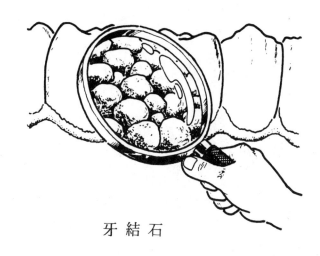

牙結石

天所花的二～三分鐘的功力是沒有任何成效的，一天至少要有二～三十分鐘，切實地花在刷牙的工作上才行。同時，還必須是以積存齒垢、牙結石之處爲重點，以正確的方法來攻擊才能奏效。

關於正確的刷牙方法，會在第六章詳述，只有應用這個最原始最需耐心的方法才可防止齒槽膿瘍。如果稍一怠慢，齒垢與牙結石就立即黏着在牙齒上了，故對齒槽膿瘍的預防工作是千萬不可掉以輕心。

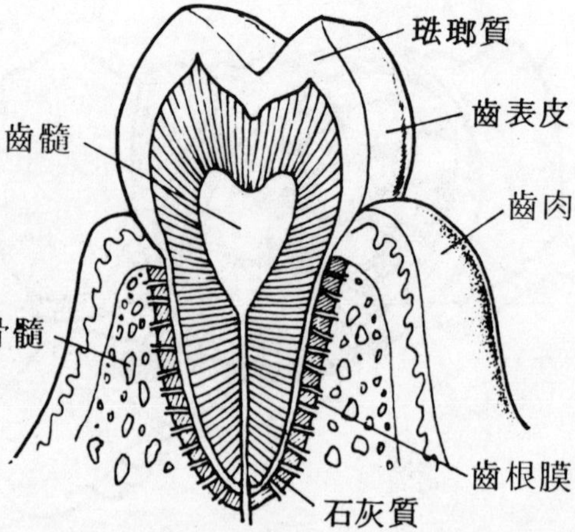

牙結石的構成成分

有機質		
蛋白質	8.34%	約
脂　質	2.71%	11%
無機質		
磷酸鈣	75.98%	約
磷酸鎂	3.77%	83%
碳酸鈣		
水、其他		
	6.04%	約6%

牙結石中無機質的組成
（成分重量%）

Ca	31.7
P	14.9
Mg	0.45
Co_2	1.91
CaP	2.13

8 身體健診中草率的牙齒診療是不恰當的

社會進步，民生富裕的現狀下，大家對保養身體的養生之道越發重視，於是各醫院的「身體健康檢查」成了最熱門的醫療活動。

接受醫師的問診、量身高、體重、驗血、照心電圖、做超音波診斷、測聽力、做眼部檢查、照X光……繞著小診療室一一受診，半天就做完了身體健康檢查，也許是大家漸漸對「預防醫學」的必要性開始有了認識，所以接受身體健康檢查的人越來越多。

但是，令人遺憾的是，身體健診中對牙齒只是粗淺的診療而已。如果我們想到牙齒對健康是何等的重要，牙齒和全身的關連是如何密切時，會發現健診中粗淺的檢視牙齒是多麼地失策。不過，話說回來，在醫學界以及一般社會大衆對牙齒的認識，畢竟還是停留在「算不了一回事」這種根深蒂固的錯誤中。

這種種「蔑視牙齒」的觀念在日本從戰前就已開始。日本的陸軍及海軍必定有軍醫隨行，但是在一九四一年以前却連一個齒科軍醫都沒有，這樣的國家，全世界中就屬日本一枝獨秀了。而且戰時不只是醫生，連獸醫、藥劑師也要從軍，受到的是將校級的待遇，而牙醫却只不過是一等兵而已。

在那樣的時代背景下，當我當上牙醫時，父親整整有三天都不跟我講話。有一位東京醫科齒科部的學長，竟因爲成了牙醫，而遭到斷絕父子關係的命運。當時對牙醫以及牙齒健康的認識就可想見一斑了。

我是在一九六四年首位以「小兒牙科」的招牌開業的牙醫師。在美國或德國開始有兒童專門牙科的醫院，創始於一九一〇年，所以，比起先進國家大概落後了五〇年左右。

由於這樣的歷史，牙齒和生命又沒有直接關係的緣故，牙齒一向是不被重視，似乎健康檢查中的牙齒健診也是相當的馬虎。以我而言，這是醫學界的「一大敗筆」，就身體健康檢查而言，雖然診斷結果判定「無病」，但是，口腔內隱藏著的細菌移動至心臟，忽然心臟病發作而去世的例子也有。

9　要注意「滿街都是」的疾病

千面人‧森永放毒事件、山口組‧一和會火拼、日航墜機事故……。這些最近接二連三發生的大事件，而這些駭人聽聞的事件，經由傳播媒介的爭相報導下，日本的所有話題，便集中在上述事件上了。

這個現象，和大學醫院的情況是一樣的。如果有十萬分之一或萬分之一般稀有的特殊病患前來受診，該醫院就會神氣活現，全體總動員，進行巨細靡遺的診療，如臨大敵一樣。

但是，不知何故，一見到蛀牙之類「滿街都是」的病症，卻一點也不關心，連瞧都不瞧一眼，他們認爲這就像傷風感冒一樣，不足爲奇。

我在大學醫院服務了三〇年，自己也經營規模雖小卻有一點歷史的小兒牙科診所，所以，對這雙方的情況相當了解。到診所看病的患者，幾乎都是一般的蛀牙或齒槽膿瘍。會令大醫院的醫師怵然心驚、臉色發白的疾病，在診所的醫師是碰不到的。許多的病患都爲蛀牙及齒槽膿瘍所苦，而大部分在如此普遍的疾病中也都隱藏著令人驚駭的「大危機」呢？

正如「感冒是百病之源」一樣，我們也可以如此說「蛀牙、齒槽膿瘍也是百病之源」。

比方說，從齒槽膿瘍的膿袋內滲透出來的高病原性細菌，一旦感染到全身，也會奪走我們的性命。如前所述，子囊黴菌會誘發支氣管炎及敗血病，而類似蛀牙病菌的桑格以斯菌（音譯）如果侵襲到心臟，也會引起內膜炎。甚至也發生過風濕症、內瘤症等重疾，因治療好蛀牙、齒槽膿瘍而痊癒的例子。

因此，不要以爲是蛀牙或齒槽膿瘍而忽視不管。所謂「滿街都是」的疾病才更要小心處理才是。

10　在美國可請假看牙病

在日本，大學醫院的小兒牙科部門，早上的門診是門可羅雀的，而大學醫院下午通常是休診，所以，小兒牙科部可說相當清閒。

到牙科醫院治療牙齒的兒童，大都是在黃昏到入夜的這個時段。午後的時間則多以上補習班、技藝教室爲優先，如此一來，到了禮拜六就像是總集合似，不約而同前來門診，而擠得水洩不通。

如果是發燒或者染上嚴重的病症，都會向學校請假，上醫院看病，但是，若是牙齒方面的毛病，却從來沒有人會請假來醫院治療。

縱然提出申請說「因牙痛想早退，去醫院治療」，學校的老師也會訝異不已，在他們的思想裏「牙痛算得了什麼呢？」

但是，在美國對牙齒的認識就大大地不同了。美國和日本一樣，學校裏並沒有集體診療的設施，但是，每個兒童都有專屬的牙醫師，該牙醫師必須每學期提出該

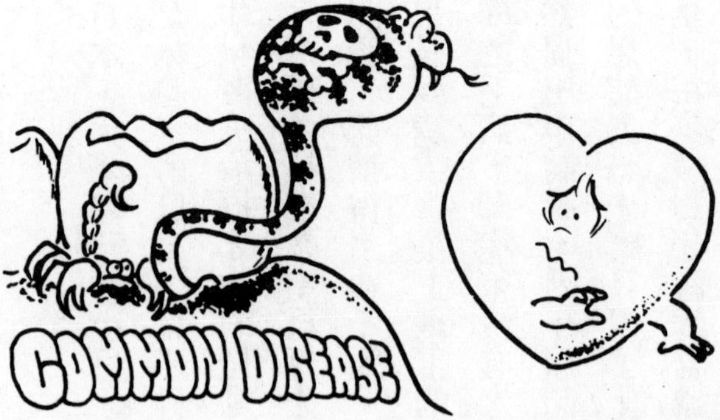

兒童的健康診斷書給學校。然後，如果有治療的必要，還可以請假到醫院接受治療。

對牙齒的認識，美國人和日本人相差竟是如此遠。

第二章　成爲全身病源的牙病

● 棄之不顧會有可怕的後果

1　無牙容易導致食道癌

四〇～七〇歲間占死亡率的第一位是衆所周知的「癌」而這個「因癌死亡的年齡」應該也可以說是「無牙的年齡」。因齒槽膿瘍而使牙齒脫落成爲「無牙」，約始於三五～四〇歲之間，自此以後，「無牙」的人數似乎是和癌症死亡率的步調一致，急速地增加。

不過，不要輕易地以爲，上了年紀的人癌症病患增多、牙齒脫落，都是自然現象，其實，「無牙」也會導致癌症的病發。

癌症當中，尤其以食道癌，和「無牙」關係最爲密切。食道癌的專家曾就食道癌與牙齒的關係做了研究。

以七七五名食道癌患者作爲調查的對象。首先，把病患的牙齒狀態，分成四個階段，①牙齒多數毀壞，沒有修補。②上下都是假牙，或其中一邊是假牙。③局部蛀牙，却只有小地方有裝義齒，④正常。

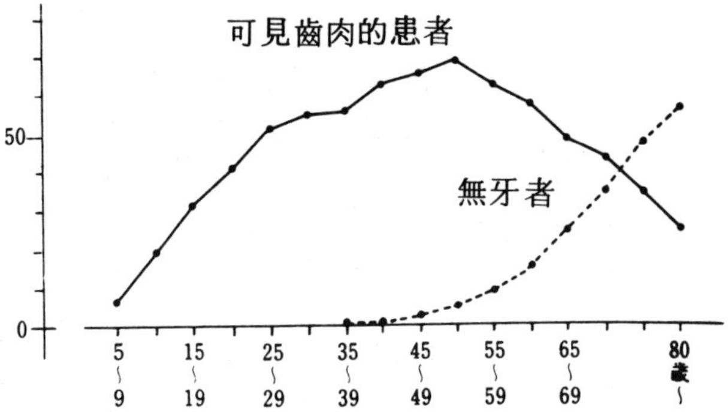

然後，再調查這七七五名病患各屬於那些階段。

結果①八一名（一〇・五％）②四九二名（六三・五％）③一七九名（二三・〇％）④二三名（二・九名％）

換言之，四分之三的食道癌患者，不是幾乎無牙，就是全裝有假牙。

同樣再調查這些患者對食物的喜好，結果發現，喜歡魚、肉、脂肪類、又好喝酒的人居多。也就是說，多數人攝取魚、肉等必須咀嚼的食物以及刺激食品。

但是，咀嚼所必用的器官——牙齒却 嚴重地毀損。專家認爲食道癌和咀嚼，尤其是牙齒的有無，有非常密切的關係。

現在，被稱爲「癌年齡」的四〇歲以上人口，大約有四〇〇〇萬人，其中「無牙」者高居七〇〇萬人。過了四〇歲而沒有牙齒的人，更要注意食道癌的預防措施。

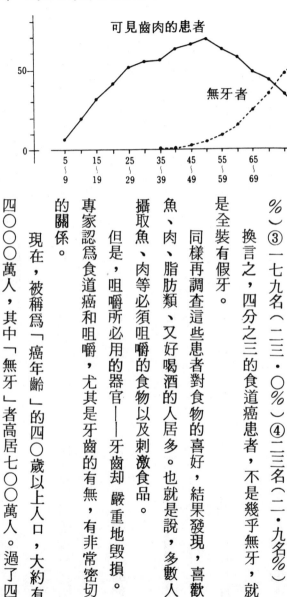

2 蛀牙也可能造成腦腫瘍

「蛀牙」算什麼！如果瞧不起它而任其自由發展，說不定還會演變成被稱之爲腦之癌的「腦腫瘍」呢？

大部分的人大概都會懷疑「蛀牙變癌症」的可信度，而持以「可能嗎？」的態度。但是，這却有眞憑實據可查詢。

數年前，由腦神經外科醫師組成的「腦腫瘍醫學調查研究班」就做過腦腫瘍與蛀牙關係的調查。

根據結果報告，被稱作腦之癌的腦腫瘍患者，和其他的患者比較起來，任憑蛀牙蔓生的多出一・九五倍。

當然，只根據這分資料是不能斷言蛀牙與腦腫瘍的發生要因是有直接關係的。但是，至少我們可以說，有治療蛀牙的人，比較不容易發生腦腫瘍。

接下來的話題雖有點不同，却也是關於腦的問題，這是自己親身的例子。

那是數年前的事，患者是四歲大的兒童。經由國立靜岡醫院，腦神經外科的檢查，證明是腦腫瘍。

但是，爲什麼會患有腦腫瘍？是從那裏感染而來？經過各種檢查都不明究理，於是，最後發函到日本大學牙科部，請求代爲調查。

後來診視該名兒童的乳菌，發現從裏面數來第二顆的第一乳臼齒是蛀牙，齒根已經化膿。於是，拔除該牙，調查該牙根上的黴菌，結果，意外地，這個黴菌竟然和腦腫瘍中所發現的黴菌是同種病體。換言之，這證實了蛀牙的黴菌可能是從牙根的穴洞感染到腦部而引起腦腫瘍的。

像這個病例一樣，口中的細菌也會經由蛀牙的孔道，侵入腦內，引起腦腫瘍。放任蛀牙不管的話，容易感染腦癌的推測，是不無可能的。

3 不要小看口瘡的厲害

提到腦膜炎，立刻就令人想起日本腦炎，不過，這已成歷史話題了。現在，腦膜炎中最多的是疱疹腦炎。

在第一章中已經詳述過，口腔中存有許多的濾過性病原體，其中之一便是疱疹濾過性病毒，它們寄生在蛀牙或齒槽膿瘍之內，經常虎視眈眈地伺機想侵入體內，一旦偷襲至腦部，便立刻引起發燒、頭痛或嘔吐。

疱疹濾過性病毒中有許多種類。寄生於口腔內引起疱疹腦炎的是單純疱疹濾過性病毒I型。和它屬兄弟關係的是Ⅱ型，Ⅱ型寄生於陰部，是所謂的性病濾過性病毒，會引起難纏的疱疹。

兒童要是感染水痘，口腔內會有紅色的疹粒，這是引起腦膜炎的I型所搞的鬼。比較起來，這對兄弟當中，I型是較爲討厭，不容易應付的。

因爲，當它從口中潛入體內，就一直蟄伏著，一旦身體情況變壞，一找着機會，就併發帶狀疱疹或口肉炎。有時，它還會在臉上發疹，引起眼睛失明，所以，千萬疏忽不得。

我也曾經受過疱疹濾過性病毒之苦。那是一位水痘初癒的患者，我在不知情之下，在他的齒肉上做了注射，結果，不久該名患者的半個臉都腫脹起來，雖然經過緊急處理，已無大礙，却讓我捏了一把冷汗。

因此，當導致水痘的I型濾過性病毒正活躍的時候，如果稍微弄傷牙齒，將是很危險的。在齒肉間注射或拔牙的話，病毒立刻就從該傷口侵入體內，而干擾神經，所以，在患有水痘的時候是一定要注意。在患水痘的前後，也請務必小心。

I型病毒在口腔內也會引發口瘡，這時候必須和水痘一樣地留意。如果覺得一點口瘡算不了什麼的話，說不定因此而感染疱疹腦炎，或者發生意外事故。

如果不僅口腔生瘡，陰部也同樣地發生潰爛時，有可能是具奇持病症的感染（一種怪病，口、喉、陰部潰爛又皮膚癢）。女性則陰道膜或外陰部會覺得刺痛，而男性則陰囊產生潰瘍。貝奇特病症是由土耳其的一位叫貝奇特學者所發現的，它是難症中的難症，會產生和膠原病同樣症狀的發燒、關節痛、頭痛等症狀，女性比較容易感染。如果，在口部及陰部都發生潰瘍，最好是以貝奇特病症來處理爲妙。

4 引起內心膜炎的桑格以斯菌

口腔內的細菌侵入體內後，並不只是侵犯腦部而已，也有的細菌選擇心臟做為它侵略的對象。

造成蛀牙的主凶，是連鎖球菌中的米坦斯（音譯）細菌。而和米坦斯相當類似，同屬連鎖球菌的桑格以斯細菌，是非常喜好心臟的細菌。

米坦斯菌是蟄伏於口腔內，常在菌的一種，它以人類食物中的砂糖爲食，製造多縮葡萄糖的膠黏物質，黏着在牙齒上，侵蝕著牙齒。

而桑格以斯菌也是常在菌，寄生在口腔內。雖然也以砂糖爲食來繁殖，却不會侵蝕牙齒。

可是，桑格以斯菌却喜歡寄生在牙齦上，一旦染上齒槽膿瘍，長出膿袋，抓住機會立刻就潛入血液，往心臟猛擊而進。當它終於侵入心臟後，便在心臟潛伏，繁衍子孫，慢慢地等待活躍的良機到來。

當宿主的人體，因病而身體呈現衰弱時，就是桑格以斯菌久候的良機到來。它一口氣地增殖子孫，猛烈攻擊心臟的大動脈、夾心脈等處，引起發燒而併發內心膜炎。

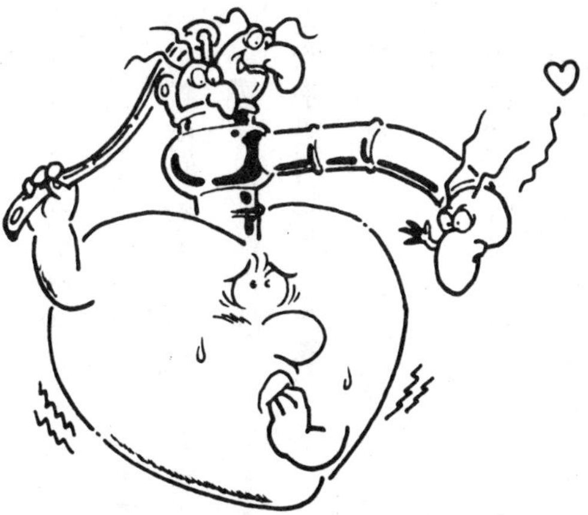

桑格以斯菌也屬於伺機而行細菌的一種，專門伺機人體的弱點而予以猛擊，併發疾病。

伺機而行的細菌所感染的病症當中，以肺炎最多。當宿主因生病造成身體衰竭，或藉助於抗癌劑、免疫抑制劑的治療而使抵抗力變得薄弱時，細菌、眞菌、濾過性病毒等平日不動聲色的伺機性細菌便開始猖狂而引起肺炎，由陰性桿菌所併發的肺炎時有所見。

另外，急性白血病或變性淋巴腫，大部分都是由綠膿菌、大腸菌等陰性桿菌或黃色葡萄球菌發揮暴性而感染。

總之，要杜絕引起內心膜症的伺機性細菌、桑格以斯菌的危害，只有一個對策，那就是以刷牙清除牙垢、牙結石，讓牙齦保持健康，不給齒槽膿瘍橫行的機會。

5 嚴重的蛀牙會削弱身體的抵抗力

聚集在口腔內的惡霸—細菌，對人體無時不以各種花招展開攻擊。有時在腦或心臟等重要器官，有如「定時炸彈」般地隨時準備爆破，有時也散居在體內各處，慢慢地等待時機，要一步步地殘害我們的健康。

一般，蛀牙情況嚴重的兒童，免疫力較弱，容易感冒，這是口腔內的細菌，以後者的手段所展開的攻擊。

大約在二十年前，我曾經針對「兒童的蛀牙對全身有何影響？」這個問題，做了研究。

我以到牙科檢查的一〇〇名兒童（三～六歲）的血中白血球做爲調查對象。結果，發現白血球的數量增加了許多，那是人體爲了對抗從蛀牙侵襲而來的黴菌，所準備的多量白血球。但是，用顯微鏡檢視這些白血球，竟然全都是細胞核未分裂的「幼弱白血球」。

這說明了，連這些「幼弱白血球」都要派上用場，可見身體抵抗力之虛弱之一斑了。同時，也發現這些兒童，多數都患有貧血，且微微發燒。

於是，幫這些兒童拔掉蛀牙，做適當的處理之後，再一次調查血液中白血球的數量。結果，發現它們已恢復正常了，很明顯地，這是蛀牙造成白血球增多的緣故。

根據這個研究，再進一步探討，蛀牙對身體的免疫機能有何影響。

這一次，把兒童蛀牙的腐蝕程度分爲三類，做一比較檢討，同時，調查血中的血清總蛋白量，以及構成該蛋白質的主要成分之蛋白素與球蛋白的比率。因爲，總蛋白量偏高或偏低，可想見體內大概有某種異狀，而蛋白素與球蛋白的比率，在健康狀況下會保持一定，如果有任何病症，其比率卽會變動，這對診斷是有幫助的。

檢查的結果，血清總蛋白量各類都比平均值增加，蛋白素與球蛋白的比率也與健康狀態時有異，呈現不平衡。從這個研究可以明白，蛀牙腐蝕越嚴重的，其血清蛋白量就混亂，而體內的免疫狀況也不穩定。

以爲「那只不過是區區的蛀牙而已」而任由發展的話，身體的抵抗力會被剝奪殆盡的。

6 肥胖兒的蛀牙

日本在一九八二年於富士電台做過一個節目，把五〇名肥胖的兒童集合起來，實際地讓他們減肥變瘦，再比較討論在他們肥胖時與減肥之後，內科、牙科、營養、運動能力等各方面的差異。

我以牙科專家的身分，參加了該節目，做肥胖與蛀牙多寡有無關係的調查。

而一九八一年依據日本衞生署的調查，小學生（六歲～一二歲）的蛀牙個數，平均是三顆，但是，參加這個節目的肥胖兒童，蛀牙個數平均五·二顆，其中還有人蛀牙高達十一顆的。肥胖兒童比起正常的孩子，蛀牙要多出二·二顆來，而且，肥胖兒童的蛀牙，除了容易生蛀牙的牙齒咬合面，與牙齒相連處之外，連平常不容易長蛀牙的地方也受到腐蝕，眞令人爲之擔心。

另外，於一九七四年，曾經對一年內接受牙科檢查的三歲男童五一三三人，與女童五〇八九人做過調查報告。

根據這份報告，患有蛀牙的肥胖兒童有八二·七六%，正常兒童占七六·七二

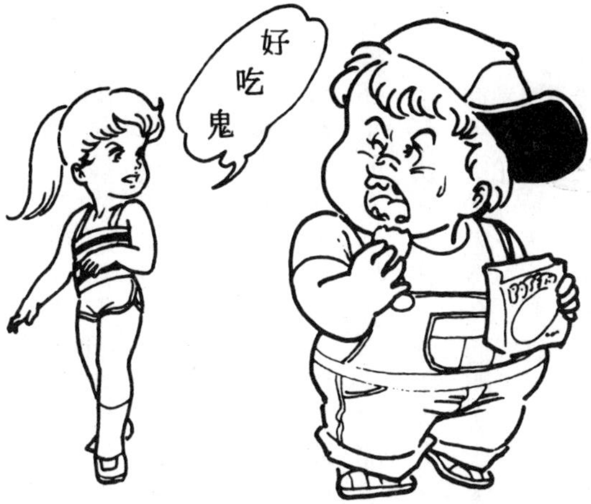

%，兩者差異不大，但是在健康齒率方面（在全體健康牙齒之中，蛀牙所占的比率），肥胖兒童占三一·二五%，正常兒童則占二〇·二六%，很明顯地肥胖兒童比較容易患有蛀牙。

同時，肥胖兒童的蛀牙個數平均有六·二五顆，正常兒童平均是四·〇五顆，相差二·二顆。這和富士電台所調查出來的結果，完全一樣。

肥胖兒童的飲食分量與次數都比較多，又常吃餅乾零食與飲料，這樣的吃法好像是自己在製造蛀牙一樣。因爲，口腔內經常保持著讓蛀牙菌滋生的環境。如果，肥胖兒童不改變他的飲食習慣，不但是體重而已，蛀牙也會一再地增加。

7 惡疾肉狀瘤病也是因牙病而起

雖然醫療技術的進步令人嘆爲觀止，對許多病症也已驗明正身，確立了治療方法，但是，原因不明的疑難雜症仍存在著。

肉狀瘤病這種不明究理的疾病，也是最近才曉得是由齒性病巢感染所引起的。這個疾病會引起肺部淋巴節腫脹、發燒、容易疲勞等症狀，有時也會併發腹膜炎。

比較上而言，大都在年輕時候卽發病，但是，因爲沒有可以察覺的症狀，所以，當發現染上此疾時，已經在四〇歲之後，這時症狀已經遍佈全身，成了難以治療的疾病了。其發病原因，可能是寄生在蛀牙處或齒槽膿瘍的病巢中的細菌而起。

這個研究報告，是由九州大學醫學部胸腔疾病研究所的重松信昭教授提出。據說重松教授在自己的太太患上此疾時，卽開始有研究的慾望。

重松教授夫人是在一九五六年發病，察覺到肺部淋巴腫脹時，病情已經開始惡化。發病之後的第七年，深爲嚴重蛀牙所苦的夫人，在重松教授的勸誘下，徹底地做了蛀牙治療。

當蛀牙治療後經過一年，令人驚訝的是，一直惡化的淋巴節腫脹突然消失，病情也漸漸地好轉起來。

重松教授不禁懷疑發病的原因，說不定是「蛀牙」……

於是，對因肉狀瘤病住院的患者，徹底地做齒槽膿瘍治療。結果，隨著齒槽膿瘍的痊癒，病情也逐漸好轉起來。

重松教授以這些臨床經驗，加上對細菌的徹底研究，指出，如果放任蛀牙、齒槽膿瘍不顧，就很難治療肉狀瘤病。

同時，報告中有一點頗令人矚目的是，影響到肉狀瘤病的是毒性弱的細菌。以往，病症的引起都是因毒性極强的分裂細菌或β型連鎖細菌而來，但是，調查牙齒的病源巢，檢查出來的九〇%的細菌，都是毒性極弱的連鎖球菌。然而，縱然是毒性極弱的細菌，假以時日，仍舊可以引發全身病症。

不僅是肉狀瘤病而已，最近的研究都越來越懷疑，風濕病等雜症，說不定也是齒性病巢的感染而起。蛀牙、齒槽膿瘍這類「滿街都是」的疾病，事實上是許多大病症的主要凶犯呢！

8 川崎病是起因於牙垢內的細菌

日本的嬰幼兒經常染患原因不明的川崎病，突然地發燒、全身發疹、眼睛充血，手腳虛腫、舌頭表面呈草莓狀……這些症狀之外，有的嬰兒還會因心臟的冠狀動脈緊縮而死亡。

在日本全國都有這個病例，患者到目前爲止，已達四萬七千五百名，其中死亡人數有二七八位。

川崎病的起因，至今有以下不同的論點發表：①引起猩紅熱的溶連菌②引起哮喘原因之一的壁蝨③寄生在青春痘內的乳酸菌④感冒的病源—RS濾過性病毒⑤EB濾過性病毒等。但是，到目前爲止，還不能確定那個才是眞正的主因。

而現在又有一名新的「嫌犯」出現，那就是本章中已提過的，引起內心膜症的細菌—爲各方爭論的桑格以斯菌。

認定桑格以斯菌是川崎病的病源，乃由日本北里研究所，鶴水隆研究開發部長所組成的研究小組所提出的。他們取出患有川崎病的三〇名嬰幼兒病患及其母親的牙垢，進行培育的結果，從二六名嬰幼兒（八七%）、二九名母親（九七%）中檢

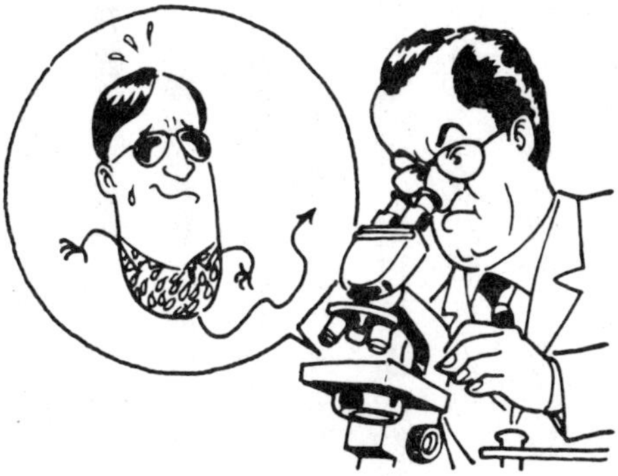

查出桑格以斯菌的特殊病型。

一般，在正常健康人的牙齒上，也有桑格以斯菌寄生，但是，從患有川崎病的病患及其母親的口腔內，檢查出來的，是和普通典型不同的特殊桑格以斯菌。

把這個特殊形態的桑格以斯菌注射到幼鼠的腹內，不久在其手、足、口、腹部等處都產生紅色的斑點。但是，如果注射一般的桑格以斯菌則沒有任何反應。

從川崎病患的口腔中可採集到桑格以斯菌，這在數年前，鶴見女子大學講師，宮本泰的研究小組已提出過報告。由二個獨立研究小組的個別研究，却得到同樣的結論。

當然，目前尚未斷定桑格以斯菌就是川崎病的主凶，但是，我們應該有所警惕，該「嫌犯」很可能就寄生在牙垢之中。

9 拔掉牙齒卻保住生命

先天性免疫不全症候群是從出生開始，卽反覆地因細菌感染肺炎、中耳炎、副鼻腔炎等疾病，不久卽夭折的可怕疾病。

我也診斷過幾位這種病患，都年紀很小就去世了。但是，最近出現了一個近似奇蹟的例子，那是把感染源的牙齒全部拔掉，得以幸存的實例。

在一歲十個月大左右開始，一個月內，A君連續嚴重地拉肚子，到日本大學駿河台醫院小兒科診斷的結果，證實是患了先天性免疫不全症候群。到了三歲時感染肺炎，三歲八個月大時，因口腔炎及肛門潰爛而入院。

此後，雖然一度出院，但是在三歲十一個月大時，又因口腔炎及下前齒鬆動而再度入院，此次剛好到我負責小兒牙科門診。

A君也許是營養不良的關係，體格略瘦小，顎下的淋巴節左右都呈大豆般的顆粒，而口內因口腔炎的關係，變得腫脹通紅，形成潰爛出血，又有口臭。

血中的白血球數量及血清總蛋白量的減少非常明顯，免疫蛋球白（蛋白質的主要成分）只有同年齡者平均值的四分之一。換句話說，體內的免疫力是普通人的四分之一，非常容易受到感染。

因此，在細菌的巢穴—口腔內，經常感染疾病，蛀牙及齒槽膿瘍就肆無忌憚地到處橫行了。

拔掉他那搖搖欲墜的上下前齒各二顆，總共四顆牙，但是，這以後，齒肉的潰爛變得更嚴重，住院一個月左右，症狀已蔓延至拔牙後的下顎及長永久齒的芽部。於是，推斷是「有牙齒的存在細菌才如此猖狂，把牙齒拔掉是最好的對策」，就把十四顆乳牙，十三顆永久齒的根全部拔掉，腐爛掉的牙齦也全部清除。

A君才四歲而已，却註定一生要「無牙」地過活。但是，因爲牙齒拔掉，細菌無法在口中生存，就不容易感染病症了。拔牙後的復原相當順利，A君現在已經活潑潑地在上幼稚園了。

人在長了牙齒的瞬間開始，就命中註定必須和二～三百種寄生在口腔內的細菌「和平地」相處了。

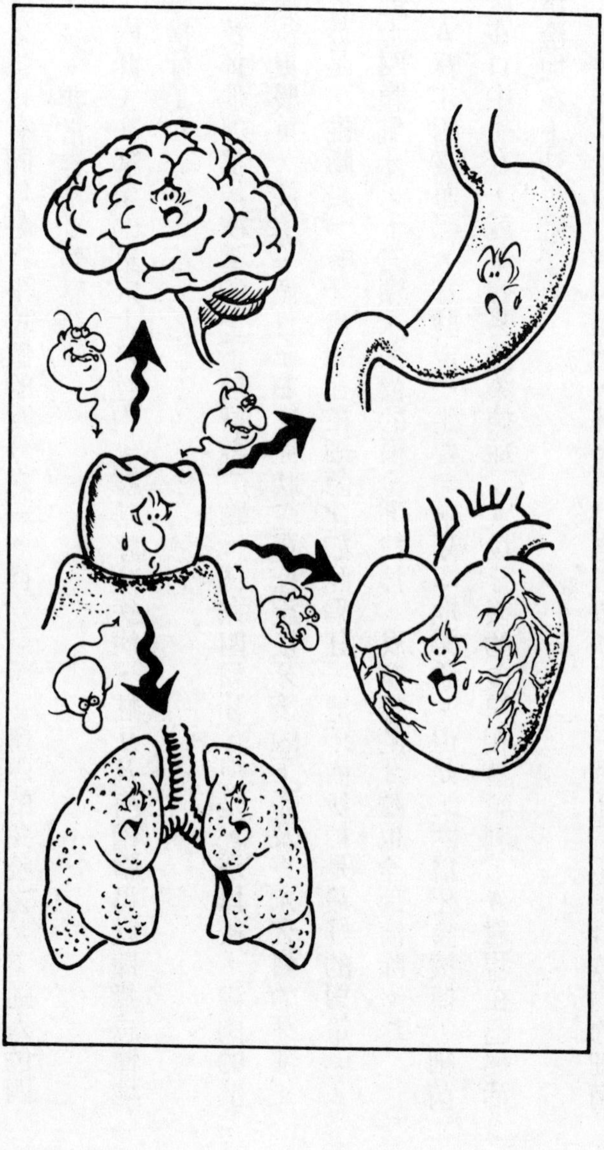

第三章　因牙科治療而得的病症

●在您不知不覺中侵蝕您的身體

1 緊張社會中日益增多的顎關節症

「吃東西的時候會發出咕咔咕咔的聲音，頭好痛」「脖子覺得抽痛，好像針刺一樣……」「感覺頭暈得厲害，最近連胃、腰都疼痛起來……」最近因這些苦惱跑到牙科來求診的患者越來越多。

頭痛或頸部、胃部的疼痛，到內科檢查或針灸治療就可以了，爲什麼要來診斷牙齒呢？

事實上有一種叫做顎關節症的病，它會令人頭痛、肩酸、頭暈，嚴重的話，還會導致寸步難行，引起全身性的病痛。

原因是出在於牙齒的咬合不良以及情緒緊張，所以，也有所謂的「牙齒咬合不良症」「咬合病」等名詞。

現在，這個顎關節症在牙醫師之間，成了一個非常嚴重的問題。我也接觸過幾個顎關節症的症例，就介紹其中幾個容易了解的病症給大家參考。

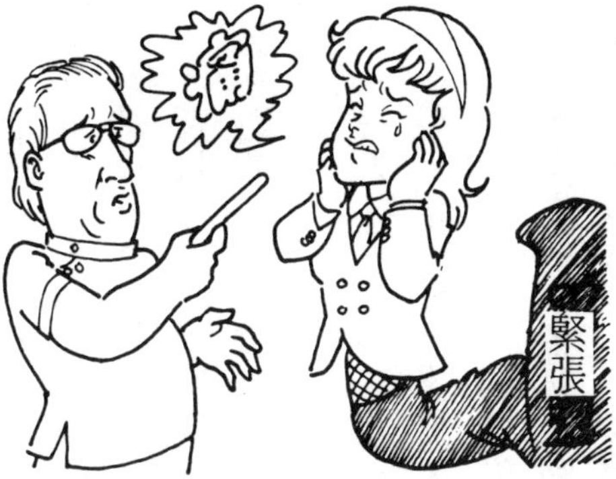

（病例）Ａ小姐（二三歲，主婦）

Ａ小姐的牙齒從長出乳齒開始，就一直接受診療，她的牙齒排列不但不齊，蛀牙又多，小學時代，曾做過矯正治療。

當她剛升上大學四年級的時候，有一天因牙痛而前來求診，可是卻不知道是什麼原因，疼痛的症狀日復一日地加劇，甚至到了「口一張開就覺得痛，連稀飯都不能吃」「口不能開」的地步。

我的判斷是「難道是顎關節症？」，就幫她介紹專門醫師，指導她接受治療，但是，接受了專家的治療之後，疼痛仍一點也沒有減輕。

某天晚上，Ａ小姐突然胃痛，家人擔心「莫非是盲腸炎」就叫了救護車，送她到醫院去。可是，診斷的結果，卻找不出那個地方不對勁。據說Ａ小姐還爲濕疹等病而苦惱。

無意間聽她母親說，她有一位交往五年多的男友，對方希望結婚，A小姐卻還猶豫著，且爲此事而非常傷腦筋。聽到這些消息，我直覺的反應是「牙齒的疼痛是起因於結婚問題」。

當A小姐大學畢業，結了婚之後，牙痛猶如變魔術一般已經不再發生了。根據我所介紹的顎關節症專門醫師所言，A小姐的咬合狀態並沒有異狀，診斷時只是把稍有嫌疑的內齒蛀牙塡補材料改換一下而已。

所以，A小姐的情況，結婚問題才是最大的煩惱，只是以「糾結不清」的顎關節症特有的症狀表現出來罷了。因此，當她一結婚，所有的牙痛問題就消聲匿跡了。

另外，苦訴「嘴邊、頸部疼痛」而前來門診的B太太（主婦、三八歲）也是顎關節症。經由專門醫師，一邊替她矯正咬合狀態，一邊替她修補蛀牙、換牙，做治療的工作，但是，疼痛仍舊沒有減輕。

B太太的煩惱是在她丈夫身上。B太太的娘家是土地暴發戶，以賺得的金錢做銷售租賃大廈、經營停車場等事業，她的丈夫看中她娘家的財產，成天處心積慮，希望能獲得一些產業。對丈夫的不滿，使得B太太鬱積了不少悶氣，換句話說，她那焦躁不安的情緒，使得她染上了顎關節症。

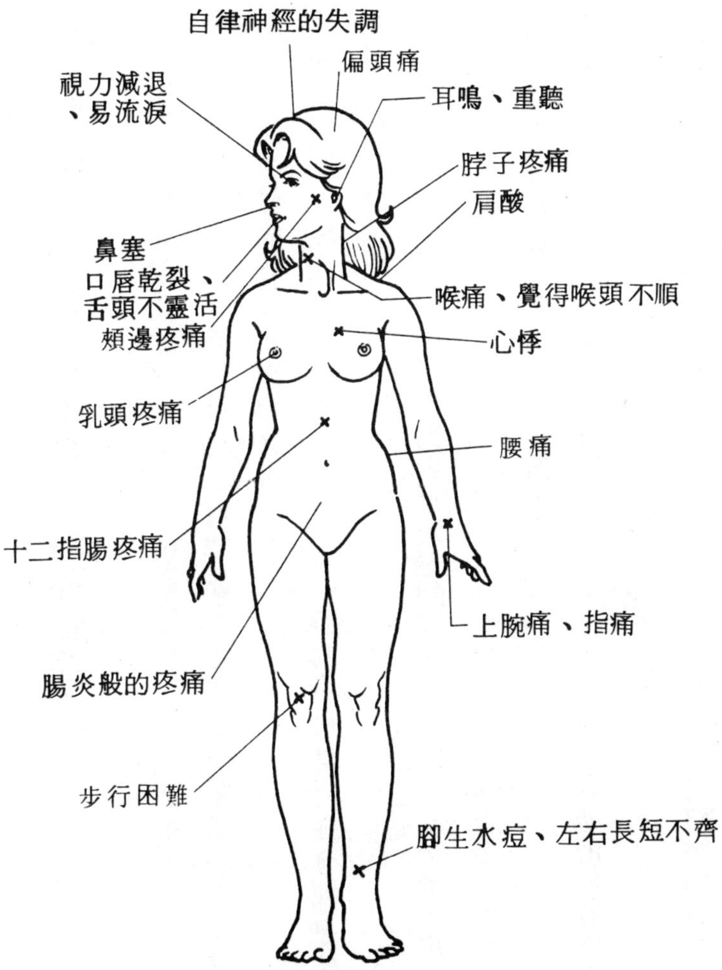

顎關節症患者最常見的症狀

2 堅硬的牙齒材料也會引起顎關節症

顎關節症是口齒稍微的咬合不良與情緒緊張、煩悶而引起。而填塞在牙齒上的「堅硬齒科材料」有時候也會造成「稍微的不協調」引起情緒煩悶，而演變成顎關節症的發生。

牙齒的硬度大概和水晶一樣。但是，目前的齒科材料許多都是使用只有鑽石才可以削切得掉的物質。

長久以來，蛀牙的治療中，作爲填補穴洞的材料，都使用汞合金。用銀、錫、銅的合金粉和水銀以一比一的比率混合而成的化合物，就是汞合金，開始時呈現泥狀，不久起了化學反應，就有如水泥般的堅硬。

汞合金具有使用方便又便宜的好處，所以，長久以來一直使用於治療上。但是，自從水俣病是起源於水銀的毒害之後，幾乎就不再被採用了。

取代汞合金而漸漸被大家使用的是，在合成樹脂中混入良質陶器材料等堅硬物質的樹脂。

最初，主要是使用於前齒的修補，但是，當汞合金的水銀問題表面化之後，也開始使用於內齒，現在已經是相當普遍。

但是，其中的陶質是比牙齒堅硬的材料。

以前的牙醫師，在替患者用汞合金塡補好蛀牙洞之後，都會說：「雖然現在覺得有點彆扭，但等一下就可習慣了。」

汞合金不會刺激咬合的牙齒，萬一塡補得高出零點零一釐米出來，不久它也會自然地磨損掉而調整過來。

但是，陶質材料却辦不到。縱然只是稍微塡高了一點點，也不可能自然地磨平，所以，對帶點神經質又思慮敏銳的人而言，就無法忘懷那些微的「彆扭」感。

牙齒的正常咬合，是上下齒必須同時地接觸在一起。如果因治療而塡補上樹脂的地方，稍微高出來的話，這顆牙齒就會「早期接觸」，引起咬合的不良。

當然，如果牙醫師的手藝高超，就不會有這種痲煩產生，但是，目前還不能斷言，所有的牙醫師都能純熟地使用這種堅硬材料，所以，偶而會因牙醫師的治療偏差，而引起顎關節症。

3 顎關節症是因頭部調節機構紊亂而起

因蛀牙而修補偏高的牙齒，爲什麼就會引起頭痛、肩酸等毛病？爲了讓還不清楚顎關節症到底是什麼疾病的讀者，能夠知其原委，接著就爲大家說明它發病的前因後果。

在耳前有一個較突出的部位，用手按在上面，張口閉口的時候，會鼓咯鼓咯地振動，那裏就是顎骨關節連接的地方。

簡單地說，所謂的顎關節症，就是因爲這個接合處的位置稍微地起了異動，與接合處相關連的肌肉就緊縮疼痛，由此再影響到全身病痛的疾病。

但是，爲什麼只是顎關節位置的稍微變動，就會出現頭痛或頭暈等症狀呢？

爲了說明這一點，首先必須先知道顎骨的功能。

人的頭部，大概像保齡球一樣的重，而支撐這個重量的是頭骨。頭骨是由細小、柔軟的七根頸椎所組成，第七根頸椎是它的支柱。

頭部的重量就全部壓在這七根頸椎上，但是，人體的構造非常巧妙，它可以調整頭部位置，而不讓它的重量集中於一個地方。

而擔任調節頭部位置的重要器官就是這個顎骨，但主要是由下顎骨來執行。

頸部以上的骨頭，唯一能動的就是下顎骨。因此，如果該處牙齒的咬合不良，引發下顎骨的位置偏差時，就沒辦法調節力量的平均，頭部的重量就整個擠向頸椎，所以，脖子、肩膀才會覺得酸痛，也就是說顎骨以下到頸部之間的許多肌肉纖維都緊縮在一起。

由於這個緣故，能不能讓下顎骨順利地牽動，是非常重要的。所以說，如果牙齒的咬合不正常，就會導致上、下顎骨的接合處偏離，如此就無法調整頭部的位置了。

換句話說，輕微的牙齒咬合異常，會造成頭部重量的調節機構混亂，使得脖子與肩膀的負擔過重，不久，這將成爲導綫而引起全身病痛。

總而言之，人的牙齒敏感度極高，連那五〇分之一厘米的高度都能察覺出來。咬合部分有一方稍微偏高，就能感覺到極其强烈的不平衡感，如果再加上原本精神上的緊張、煩悶，這種不協調感就更深刻了。

4 爲何情緒緊張會引起蛀牙

我們常常聽到因精神上的緊張而引起胃潰瘍，其實，原本堅硬的牙齒也是因爲情緒失調而引起蛀牙的。

我所任教的日大藥理學研究班，曾做過一項有趣的實驗。這項實驗是給予小白鼠情緒上的不安、煩悶，來調查蛀牙的發生比率。

爲使小白鼠產生情緒不安、疲倦感，於是讓它長期飲用破壞身體均衡的藥劑，結果，小白鼠竟然長了蛀牙。

東京醫科齒科大學的名譽教授，大西正男也做過同樣的實驗。據說，實驗方法是每天給小白鼠一個鐘頭左右的電氣刺激，讓牠產生情緒不穩定，再餵食不加砂糖的食物，結果仍然患有嚴重的蛀牙。

另外，野生的大猩猩吃了砂糖也不會長蛀牙，但是被關入動物園的鐵欄內，使牠覺得焦躁不安，則不久亦長出蛀牙來。

這種情形不僅是動物會發生，人也是一樣。根據英國的某份資料報導，據說每天吵架的夫婦，其子女罹患蛀牙的比率較高。

口腔身心症的分類	病　　狀
口腔領域內的心身症	顏面痙攣、顎關節症、牙關緊急症、口腔乾燥症、舌痛症etc
因口腔處理而引起的神經性反應	牙齒上的刺激過敏、齒科治療恐怖症、口腔·咽頭過敏症etc
口腔領域的神經症	口臭、味覺異常症、口腔·咽頭異常感，口腔神經症 etc
口腔領域症上的習癖	咬指甲癖、咬牙、咬唇·頰·舌癖、過分清潔癖 etc
其　　他	感應障礙症、口臭

爲什麼情緒不穩，緊張會導致蛀牙的產生呢？事實上這也是和口中的細菌有關連。換言之，情緒緊張，則腸內細菌叢將會起變化，同樣地，口腔內的細菌叢也會產生異動，而使體內失去均衡。

對五〇分之一釐米的小骨都能敏銳地察覺出來的牙齒，當然也可以感受到緊張與不安的情緒。

同時，一緊張就肌肉緊縮，口腔變乾燥，唾液無法分泌出來，所以，此時的口腔是極其骯髒的。

口腔一骯髒，自然就容易長蛀牙，而且，口腔內細菌叢失去均衡時，細菌本身的新陳代謝也無法順利進行。基於這些原因，精神上的緊張、不安是會感染蛀牙的。

5 臉部體操可以治療因情緒緊張引起的咬牙習慣

有時，我們不在乎咬牙這種習慣的嚴重性，然而它卻會帶來不可收拾的問題。

旅行中，同寢室的人晚上發出咯咯作響的咬牙聲，使得一旁的人睡眠不足，翌日因此而大鬧彆扭。或者，到了適婚年齡的小姐，因自己的咬牙習慣無法釋懷，而變得神經衰弱，找不到好姻緣等悲劇，都是因咬牙而生。

有人推斷咬牙的原因之一，是出於情緒的緊張。如果能夠明白這一點，那麼對鄰床的同事，所發出來的咯咯咬牙聲，也能有所諒解了。「啊！原來他的情緒過分緊張了」但是，隔天，如果對方對自己咬牙的行爲，裝作若無其事的樣子時，還眞會令人恨得牙癢癢的呢！

然而，這不僅讓同宿人覺得爲難而已，由於咬牙會弄痛牙齦，有可能造成齒肉炎或齒槽膿瘍，所以，對當事人來講，是非常嚴重的問題。

爲此，就必須解除造成咬牙問題的情緒緊張。最好的辦法是，每天放鬆自己，不要胡思亂想，悠閒地享受生活，但是，現實生活中，這是不易辦到的，所以，才會有情緒緊張、煩悶的情形發生。

消除情緒緊張的方法，有以下幾種，每一種都試試看，再找出一個適合自己的方法來。

（自我暗示）

睡覺前，坐在鏡前，對自己强調說「從今夜開始，不再咬牙了」，或者讓自己對咬牙產生一股强烈的厭惡感。那一種比較有效，就看自己試驗的結果而定了。

（臉部體操）

儘量地張大嘴巴，發出「啊──」的聲音。大部分是打哈欠，能將體內所積存的炭酸廢氣吐出，就可以消除疲勞。

這個動作連續做四～五次，接著把下顎儘量往前伸，也做幾次。再來，讓上顎做左右、上下的移動，然後，下顎再做上下、左右、前後共三次的轉動，每一個動作都要拉到極限。做完這個臉部體操，消除疲勞後再入睡。

（助睡器）

有一種可以防止咬牙習慣的助睡器。那是改良拳擊手的口罩而成的，只要把它蓋在牙齒上，就可以防止咬牙的產生。

6 咬合不良也是咬牙習慣的原因

咬牙習慣不僅是因情緒緊張而發生，牙齒的咬合不良也是原因之一。

在美國，有一項證明這個事實的實驗。那是在猿猴的犬齒上塗上一層塡蛀牙洞用的汞合金，使它一高一低，結果，猿猴因此而有咬牙的習慣。但是，一旦把汞合金拿下來之後，猿猴就不再咬牙了。

從這個實驗我們可以知道，某顆特定的牙齒如果過分突出的話，在咬合時，該顆牙齒就比任何一顆牙都早接觸到其他牙齒，因此，這常常也是造成咬牙的原因。

另一方面，我們可以推測，由於有一顆較早接觸的牙齒，使得所有的牙齒無法同時地咬合，於是，在無意識間，咬牙便是要調整這個不平衡的現象。

咬牙時所發出的咯咯響聲，大部分是從犬齒而來的。如果，有人說您的咬牙習慣已經十分地嚴重，那麼，首先要去看看牙醫，做個咬牙的診斷。如果，原因是出在咬合的問題上，只要做個簡單的治療，就可以矯正過來了。

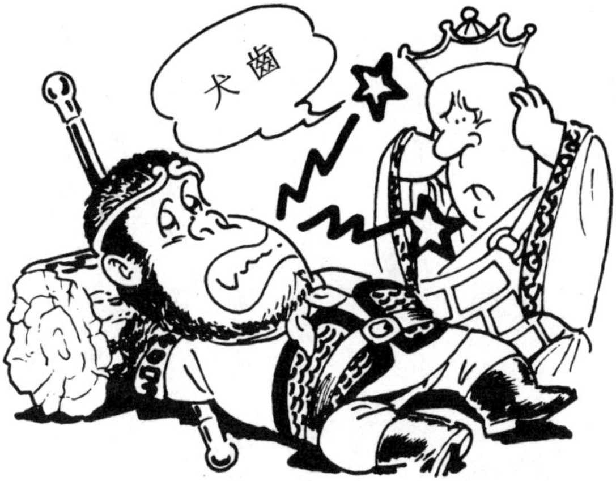

即使咬牙是因情緒緊張、不安而起，有時候，剛開始是起因於咬合的不良，才引起情緒不安、煩悶的。

另外，鼻病也會造成咬牙問題。鼻子不好就會打鼾，而咬牙在某些時候也是因鼻病而起。

和朋友一起去旅行時，被同寢室人的鼾聲，吵得不能入眠，好不容易鼾聲停止，正想這下可以好好入睡了，不料，接下來又是咯咯作響的咬牙聲。相信一定有人有這種經驗，在鼾聲及咬牙聲的二重奏下，整夜無法成眠。

打鼾的人大部分也會有咬牙的習慣。但是，有時候，也有因治好了鼻病，連帶地咬牙也不再發生的情形。

7 三歲過後吸吮指頭會影響牙齒的外觀

嬰兒吸吮指頭的樣子非常可愛。但是，三歲過後還吸吮指頭的話，就是不良的習慣了，一定要戒掉才好。

一～二歲的小孩吸吮指頭，是嬰兒時期吸奶習慣的延續，可說是一種生理上的現象。但是，三歲過後還吸吮指頭的話，會造成影響牙齒成形的惡癖。三歲的時候，二〇顆乳齒已經生長完成，但是，好不容易並排得漂亮的乳齒，會因吸吮指頭的習慣，變成「暴牙」或「突出的嘴形」。

經常吸吮指頭，往往使上下牙齒不能平齊，而出現暴牙或戽斗的現象。

我經常在學校保健室，替小學生診斷牙齒，其中還有吸吮指頭習慣的小學生，占一～二%。這些孩子在學校裏是不吸吮指頭的，所以不容易被發覺，但是，只要看看他們的拇指就可以明白，因爲，拇指上有吸吮的咬痕。

如果叫這些孩子不要吸指頭了，他們就會哭訴說「指頭就是要伸進去嘛！」睡

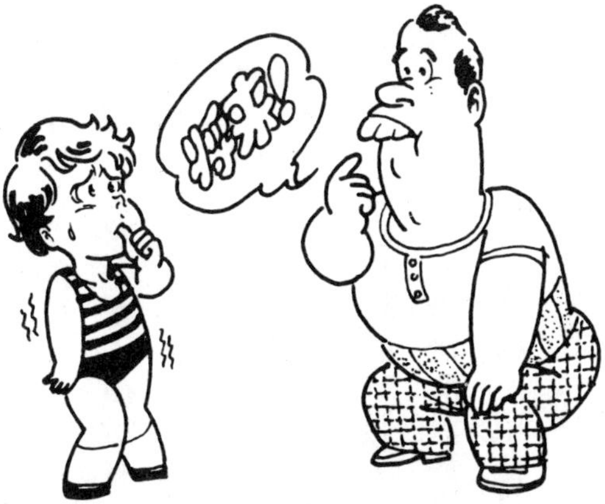

覺前，不吸吮指頭就睡不著，總而言之是一種習慣。

三歲過後還吸吮指頭，易使牙齒的成形不良，但是，如果及早糾正過來的話，仍可恢復正常。因此，應該在情況還不嚴重的時候，就讓孩子改掉這個惡習。

這種習慣，以心理學來說，是精神上的不滿足而引起。患有神經質又不易入睡的孩子，似乎比較容易發生。在入睡前，如果母親能夠爲他（她）說故事、握著孩子的手、哄他入睡的話，就可改正這種惡癖。所以，消除孩子心理上的不滿足，是非常重要的。

8 無視於吸吮指頭的危機會導致舌癖症候羣

和吸指頭類似的惡癖是「弄舌癖」。那是把舌頭夾在上下齒之間的一種癖性。似乎有很多例子是不但沒有矯正好吸指頭的習慣，反而變成了弄舌癖。同時，因扁桃腺腫大，使得鼻呼吸困難，而改以口呼吸的情形也時有所見。

另外，由於遺傳的關係，生下來舌頭即大的人也容易染患此症。

弄舌癖嚴重的話，會導致「下嚥異常」，這已經構成疾病了。

普通，在吞食食物的時候，舌尖會接觸上前齒的內側根部，再反射性地把食物推入喉內。但是，弄舌癖情況嚴重的人，必須把舌頭伸在牙齒中間，再吞飲食物，這個樣子就好像是吞食梅干或檸檬一樣，整個臉龐扭曲而醜陋。

這就是下嚥異常。其特徵是下顎部會生皺紋。

假如在約會中進食時，讓對方看到這一副下嚥異常的景象，就是色鬼也要逃之夭夭了。

而且，患有下噍異常的症狀時，不僅是在吞食食物時，臉部扭曲難看，由於上下齒間留有空隙，講話時，也變得口齒不清。

弄舌癖、下噍異常總稱叫做「舌癖症候群」。許多患有舌癖症候群的人，都是從吸吮指頭開始的。因此，千萬不要以爲小小的吸指頭算不了什麼，而棄之不顧。

而令人意外地，竟有不少人患有這個舌癖症候群。

根據美國的公共衞生局保險統計課的調查，六～十一歲的白人兒童占四%；黑人占一六．三%，十二～十七歲的白人占三．五%；黑人占一六．三%，黑人的罹患率比白人多出四倍之多。

患有舌癖的兒童，在日本也有二～三%。大人雖然不多，但也有此癖病，且以女性的比率較高。小時候沒有改掉吸指頭的惡習，而患了弄舌癖，嚴重地導致下噍異常的成人大有人在。

造成舌癖的原因，是出於精神上的不滿足，因此，心理問題沒有解決是無法糾正過來的，所以要治療此疾，須從精神心理方面着手。

9 舌癖也會造成咬合不正

任由弄舌癖、下嚥異常等舌癖症候群發展的話，會引起稱之爲「開咬」的咬合不正。所謂開咬，是指上下牙齒不能緊密咬合，呈現部分的漏縫。嚴重的話，只有裏側牙二大臼齒才能咬合，食物無法咀嚼，相當可怕。

進食的時候，一般人都有下嚥運動，也就是把食物吞入腹內的運動。這時候，舌頭會對牙齒產生壓力。

一般舌壓，大約是每一平方公分有一二〇公克。但是，患有下嚥異常的人，却須花二八五公克，大約是二倍的壓力，這二倍的舌壓，便破壞了牙齒的排列次序。

牙齒是唇壓與舌壓之間的抗衡，以達到維持均衡、豎立筆直的目的。如果唇壓過大，易使牙齒往內側歪，反之，舌壓過强的話，牙齒便向外暴了。

患有下嚥異常的人，舌壓高出普通的一倍，而且，一天有六〇〇～一二〇〇次，在每一次進食的時候，舌頭都夾在上下齒之間，不難想像上下前齒漏空的樣子。

「習慣改不了哦」！如果這樣認爲，而不予理睬的話，就可能患上開咬的毛病

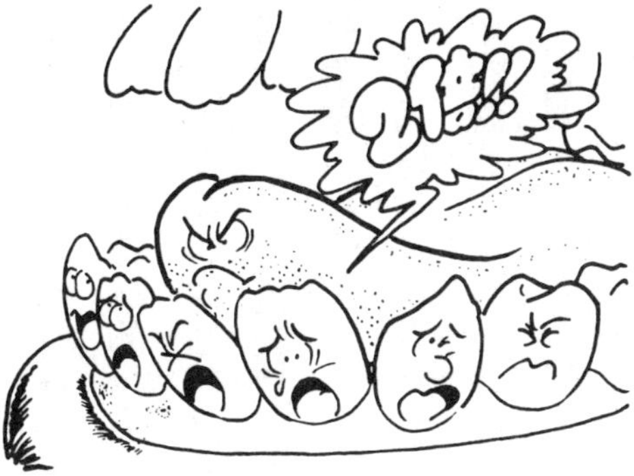

。簡單地說，您要有心理準備，接受自己那扭曲不全的模樣。

那不就像在節慶祭日上，供人玩賞的張嘴猴子一樣嗎？

如果是臉部彎曲，一副傻不楞登的樣子，倒無所謂，無法咀嚼食物的情況一久，整個身體就會產生病變。

造成開咬的舌癖，是由精神上的不滿足所引起的，所以，首先應該探討爲什麼會有精神上的不滿，再從消除這個心理癥結開始，一步一步的治療。

要矯正舌癖，有一種叫做筋機能療法，多方地活動筋肉，便可以恢復正常的治療方法。

開咬的病症必須由專門醫師來診治，試著和牙醫師商量看看，雖然治療是費時又困擾，但爲了你的健康著想，還是有必要的。

10 治牙前的注意事項

牙齒治療當中，突然發生羊癇瘋，或因痲醉而休克的情形，時有所見。這是牙醫師沒有對患者的全身狀況，做一通盤了解，或患者没有詳細地把自己的身體狀況告訴牙醫師所造成的後果。

這種情形我也曾經歷過，那是在替一名五歲孩童做牙齒診療時，突然，該童臉色發白，使我驚慌失措。因爲，我不知道那個孩童患有丙酮血性嘔吐症，而替他做牙齒治療引起的。

那名兒童討厭治療，一直不跟我合作，所以，我稍帶强迫地讓他上治療台，準備做齒髓切斷手術。

但是，在叫助手按住他，要做痲醉注射時，突然臉色發白，一副想吐的樣子。我發覺有異，於是仔細詢問一旁的母親，才知道原來他患有丙酮血性嘔吐症。

這種疾病有時候會因爲手術的緊張，而突然喪失元氣，引起臉色蒼白、嘔吐或痙攣等現象，有時候也會使得血液或尿中的凱特值增多，血壓及血糖值降低，陷入

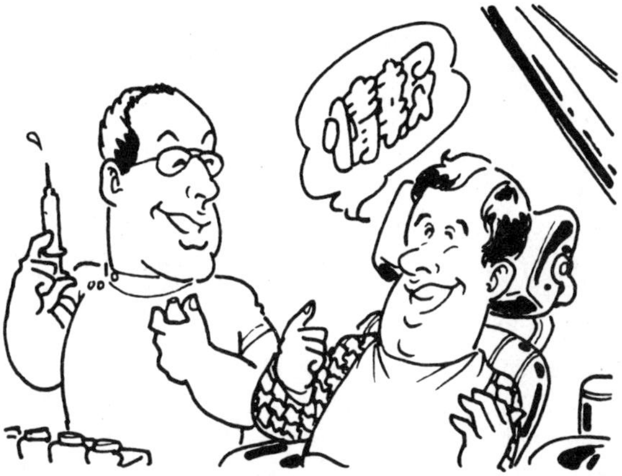

全身無力或昏迷的狀態。

總之，那時候一知道是丙酮血性嘔吐症，立刻就送到小兒科治療，終於平安無事，不過，那一刹那間眞把我嚇壞了。

像這樣，因治療牙齒的刺激，成爲導綫，發生治療中突如其來的意外事件是經常可見的。

在治療牙齒過程中，因爲貧血而昏倒的例子也非常多。而預防的方法只有一個，就是在治療之前，儘量地提供給醫師多方的資料。

「牙齒的治療和生命有密切的關係」，若沒有仔細正確地將自己的身體狀況告訴牙醫的話，就可能產生預期不到的嚴重後果。

11 矯正治療的打擊也會引起拒食症

青春期的女孩極爲敏感，因此對治療牙齒的過程也比較神經質。

數年前，接受牙齒外形矯正治療，而常來醫院的一名中學二年級的女孩，在治療期間中，體重開始逐漸地減輕，令我頗爲驚訝。原來，她患了神經性食欲不振症，也就是所謂的拒食症。

當矯正治療數個月後，有一天，患者的父親打電話來說：「從矯正牙齒開始，我的女兒漸漸不愛吃飯，牙齒矯正好了，却弄壞了身體，實在令人頭痛，治療上該不會有什麼差誤吧！」

我原本以爲這女孩瘦了而已，沒想到在家裏竟然變的不愛吃飯了，本來40公斤的體重，矯正開始以後，急速地減輕了10公斤。

她是因牙齒的矯正治療，心理上受到打擊，以此爲導火綫而患上拒食症的，甚至可以說是她的家人爲了讓她的外觀變好，强迫她接受治療，而這種慌亂不安的情緒，便以拒食的行爲來表現。

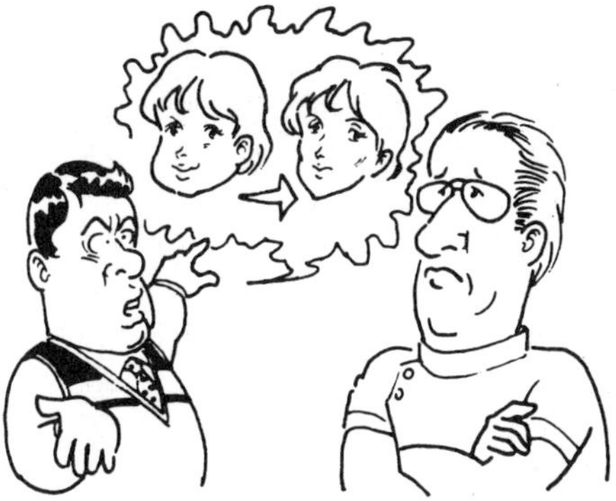

普通的矯正治療是將鐵絲做成的矯正器牢固地套在牙齒上，看到這個裝置，就立刻知道是在做矯正治療，有的女孩就相當在意這一點。如果在學校裏，聽到同學冷嘲熱諷說「哦！在矯正牙齒變漂亮啊！」就耿耿於懷，尤其是青春期的女孩子，非常的敏感，所以，對於治療也常帶有神經質。

而這個女孩正是神經質極强的人。如果在治療中，能更加關心她的心理問題，應該就不會導致拒食症的發生了。

矯正治療對低年齡的孩子比較能夠順利進行，但若碰到青春期的孩子，由於他們過度的敏感，就很令人傷腦筋了。首先應該尊重患者個人的意願，家人好好地商談，同時，牙醫師也必須顧慮患者的心理狀態才恰當。

12 殘障者的牙齒治療要愼重

殘障兒童的牙齒，或因咀嚼不良，或因不易刷牙等毛病，所以，往往容易長蛀牙。

在替殘障者治療牙齒的時候，也應該讓牙醫全盤了解其身體狀況。很多時候都因情報的不足，而在治療中讓人大大地揑了一把冷汗。

譬如先天性白痴症的兒童是承受不住打擊的。我曾經替一名患有白痴的兒童治療，那經驗讓我永生難忘。

那兒童正出生在鄉下，爲了治療牙齒而北上，住進醫院每天接受牙齒治療。可是，他非常討厭拔牙，也許是再加上從以往的家庭生活，改變到目前的住院生活，環境的變化，使他產生緊張吧，在治療期間，身體狀況越來越差，不但血壓下降，脈博變弱，連心臟的機能也顯得奇怪。

白痴症的孩子，比普通的孩子更容易因環境的變化，而造成體內失調。如果當事者覺得可怕或厭煩時，無理地强迫他就範，就容易受到打擊，擁有白痴症兒童的

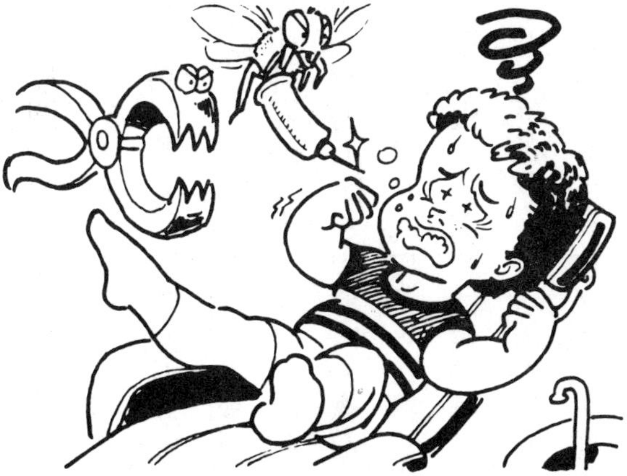

母親，對這些情況是應該有所了解的。

不僅是白痴症兒童，患有腦性痲痺、精神失調、羊癇瘋、自閉症等兒童，這些具有中樞神經或情緒障礙的孩子，都很容易因治療牙齒而受到打擊，因此，接受治療時一定要特別注意。

另外，患有心疾或腎疾、血液疾等全身性疾病的孩童，咀嚼方面正常，口腔內也比較乾淨，但是，因治療牙齒所引起的緊張，卻有可能造成致命性的傷害，因此，更要加倍小心才行。

讓牙醫師和小兒科醫師密切地連絡，使牙醫師詳細地把握住狀況後，再接受牙齒治療。

當然，身體障礙的人在接受齒科治療時，必須把全身狀況告知牙醫師，同時，選擇一所適當的牙科醫院接受診治也是重要的。

13 患有ＯＤ症的兒童做牙科治療要注意

學校開朝會時，常有幾個孩子支持不住而昏倒。總之，最近的兒童，缺少活力、耐力不夠、臉色蒼白——等等症狀漸多。這叫做起立性調節障礙，以原文的德語字頭來稱呼時，也叫「ＯＤ症」。

這是一個不像疾病的疾病，是因身體的調節不適而引起的。而原因是出在貧血或自律神經的失調。站立的時候，突然雙腳發軟，碰！一下就昏倒了，這是因爲坐時與站時的血壓差距過大的緣故。

這樣的ＯＤ症兒童，在接受齒科治療時，經常會發生休克的症狀。治療中可能因情緒緊張，注射時情緒變壞、臉色鐵青。

ＯＤ症的孩童，一般都患有貧血。貧血有很多種，它是屬於缺鐵質貧血，是血液中鐵分不足的貧血，這種貧血是無法由臉色判斷出來的。

翻開下眼瞼如果顯見泛白，就是患有貧血，普通的眼瞼是略帶紅色，患有貧血症的兒童，治療牙齒時要小心留意。

14　挑食而引起的味覺異常症

最近，有些患者會抱怨說：「味覺好像遲鈍了」。據說，味覺異常症也受情緒緊張、不安的影響。但是，比情緒緊張更有直接關係的是，每天的飲食。

我在日大附屬醫院時，有一項有趣的門診叫做「味覺門診」，前來求診的患者聽說最近急速地增加。而患者幾乎以四〇～五〇歲的女性居多。

根據負責門診的富田寬教授表示，患者以味覺減退或味覺消失的症狀最多。原因是，整體中的一五％是由全身性的疾病或感冒而起；三〇％是因藥物引起的味覺障礙；其餘的居半數以上，則是因欠缺亞鉛而造成。

亞鉛是人體內不可或缺的金屬，人只能從食物中攝取到。食物中以牡蠣、紫菜類、小魚干等海產以及牛肝、糙米中含量最多。但是，這些食物卻不是廣受大家喜愛的，也就是說，味覺異常症也可以說是今日飽食時代下，愛挑嘴兒童的產物，所以，對食物的過分挑剔，將造成味覺異常。

15 高齡者接受齒科治療時要注意

齒科治療時，痲醉是不可或缺的程序。在拔牙時，要用一般痲醉藥的四倍，花一～二個鐘頭橫躺在手術台上接受治療。

對普通人而言，使用這樣的藥量，當然是不成問題的，但是，治療老人的牙齒，却不可依樣畫葫蘆。

根據去年衞生署難病醫學研究班的調查結果，難病患者中七〇歲以上的高齡者，幾占全體的二成左右。

縱然没有疑難雜症，老年人往往多少都患有高血壓、心臟衰弱等疾病。

對於這樣的老人，給予痲醉一～二小時的治療，在手術完後，常可見到因循環器障礙或心臟病發作而死亡的例子。

尤其是最近的社會有高齡化的現象，接受牙科治療的老人越來越多。但是，老人病患更不可輕忽牙科治療。請把全身狀況詳細地告訴牙醫師，再接受治療，以保安全。

第四章　魅力的表情因牙而生

●從此跟口臭說再見

1 牙齒周圍的表情筋創造臉

臉可以說是人的履歷表，從臉上幾乎可以窺探出一個人的個性，因爲人的表情，會因其所處的環境而改變。

譬如，戀愛中的人，他（她）的臉是最漂亮的，卽使緊張也會有另一種美；在醫院認眞工作的醫師、護士，他們的臉也是吸引人的。

另外，有名教授也說，女大學生在試場裏，面對著考試卷，振筆疾書時的臉，帶有性感的美。感覺遲鈍的我雖然不懂那種表情是否性感，但是也能夠體會到那種美。

換句話說，臉部的表情並不是自然生成的，它是在環境中由自己創造所使然的。

自從選擇小兒口腔科做爲終身的工作之後，臉，尤其是口腔機能的發達，對我而言是一生探討的主題，因這工作頗困難，故也就更富樂趣了。

以解剖學來說，人體有二〇〇根以上的骨頭以及一七〇條左右的筋肉，其中臉部以口的四周爲中心，有十幾條表情筋。這個表情筋和骨骼筋不同，它是直接黏着於皮膚上的皮筋。

臉的表情是由這些皮筋的牽動而形成的，而這些表情筋的活動和口的機能有密切的關連。

具體地說，人自哇哇落地一直到死亡都須呼吸，藉著呼吸臉部才能發育。假使呼吸受到障礙，譬如鼻塞、扁桃腺腫大，而藉口呼吸的話，那臉就一副痴呆樣了。

另外，嬰兒拼命地吸吮乳頭的運動，會使表情筋及顎部發達。但是，如果吸吮柔軟，沒有彈力又乳孔粗大的人造乳頭，臉部的筋肉就很少使用了。

反之，要是爲了不被從粗大乳孔流出來的過量牛奶噎住，而拼命地伸出舌頭來做爲防波堤，一旦有這樣的舌癖之後，就會造成第三章所說的下嚥異常，開咬等不良的後果，使臉部表情也起了變化。

筋肉是藉著活動使用才發育的，使盡全力地用舌、唇或頰來吸吮母親的乳頭取奶，才可以培育成富有表情美的臉蛋。

因此，口的機能是左右表情筋的活動，創造臉部美醜的關鍵。

2 美麗的臉重點在嘴角

美國的明星，布魯克・雪德絲那美麗的笑容，令全世界的人都爲之神魂顚倒，那個笑容可以說是所謂的「傾國傾城式的微笑」吧！

美國人是在人的表情中，最重視笑容的國民。

笑容的重點，在美麗的牙齒上。據說美國人如果自己的女兒牙齒長的不美，爲了矯正它，做父親絕不吝惜花費再多的金錢來替她治療。

日本人認爲「虎牙」很可愛，但是美國人却認爲它像「鬼牙」一樣，覺得很討厭。在美國，如果長有虎牙就絕對不能當上影星或歌星，可見，他們對牙齒有多重視。他們的國情是，牙齒長不好甚至會被認爲出生不好，所以難怪大家那麼在意。

日本人就和美國人不一樣，他們不太關心臉部的表情或是牙齒的問題，甚至有人拙於表情，連眨個眼都不會。

當然，日本人的笑容也沒辦法像布魯克、雪德絲一樣了，他們的微笑被稱做是「JAPANESE SMILE」，意指帶著陰森味兒。

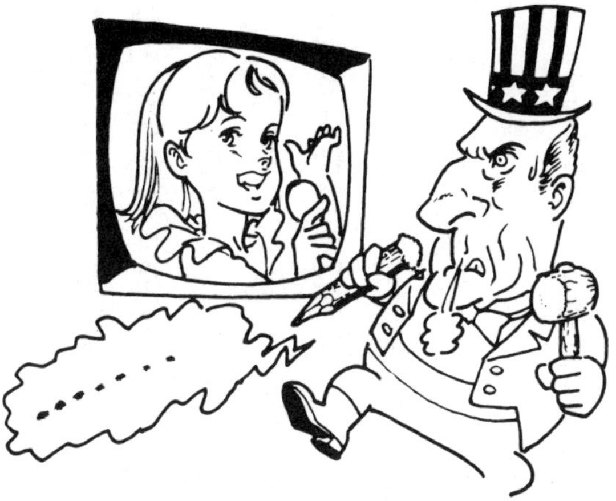

為什麼會有這些差異呢？全在於表情筋的巧妙應用與否了。

製造人臉部表情之表情筋，大部分附着在唇的四周，所以，也可以說嘴角是創造表情的部位。在描繪蒙娜麗莎的微笑時，達文西最苦惱的地方就是嘴角了，可見，嘴角在人的表情中有多麼重要。

從鄉下上都市的女大學生，在都市生活了二～三年，都變漂亮了，當然化粧也有關係，可是，在都市內有各種刺激，表情變豐富也就顯得漂亮了。

換言之，在應付都市內的各種刺激時，漸漸地就能活用嘴角的表情筋了。

我常常教兒童患者照照鏡子，研究一下自

己最美麗的臉部表情。臉部表情並不是自然形成的，某些程度是可由自己創造出來。

維那斯的確是個美麗的雕刻。但是，那只是形態上的美而已。我認爲人的美不在形態上，而是一種動作，也就是美是表現在動作上的，美是存在於用餐時的嘴型牽動，說話時的口型變化上。

因此，做整形美容，鼻子墊高、改成櫻桃小嘴，都只是臉部某些地方變漂亮而已，人的美是表情的美，而它就蘊藏在臉部的動作之中。爲了展現美麗的表情，從小就應該訓練臉部的活動。

先是形態上有美麗的鼻子、眼睛，如果其動作不優美的話，就一點魅力也沒有。當然，好的臉蛋必須配上一顆善良的心才能算是眞正的美，但臉上優雅的表情仍是不可忽視的。

但若牙齒不好的話，就無法巧妙地使用表情筋，沒辦法創造一個動人的嘴角，也就不能做出可人的表情了。故爲了創造一個美麗的臉蛋，必須有一副健康、美麗的牙齒。

3　在鏡前裝模作樣

「魅力的表情因牙而生」，這話一點也不假，同樣的事實是，藉著臉部筋肉的訓練可以改變表情。

演員們在上舞台之前，爲了更明確地表現自己的角色，都會在鏡前做表情研究。例如，有人在笑的時候，連內齒牙齦都露了出來，這也是一種表情的設計。另外，說話的時候，有人會上唇微翹，而有人嘴角一歪，給人的印象是完全不同的。所以，藉著訓練，是可以改變臉部表情的。

目前，在美國非常盛行所謂ＭＦＴ的筋肉機能訓練法。據說是讓矯正後仍舊無法恢復整齊牙齒的人，以筋肉的訓練來做治療的工作。

4 牙齒不好就失去美麗的嘴型

最近，有些孩子開始對牙齒的美觀起了敏感，前幾天，來接受蛀牙治療的一名小學六年級女生，就是一個例子。

當我爲她療好腐爛的牙齒，想用白銀合金物替她塡補牙洞時，她却哭著說「不要用閃閃發亮的東西，大家都看得見嘛！」

白銀合金和自然的齒色頗接近，應該不會顯眼才對，她却非常排斥，眞叫我驚訝，原來她對裝塡在自己牙齒上的東西起了敏感。由此可知，牙齒的美觀已經受到重視，和古時候，出嫁時請求牙醫師裝金牙的時代，已經大大不同了。

但是，我認爲美不只在口腔內而已，應該把嘴角的美觀也推展開來。希望大家都能夠擁有一個可以表現優雅吃相、典雅笑容、美麗談吐的嘴角。

爲此，必須從出生開始的授乳到斷乳、咀嚼等口腔機能的發達過程，巧妙地一一學習不可。

最近，使人頭痛的咬合不良症的兒童，就是因爲口腔的發達過程不順利而造成

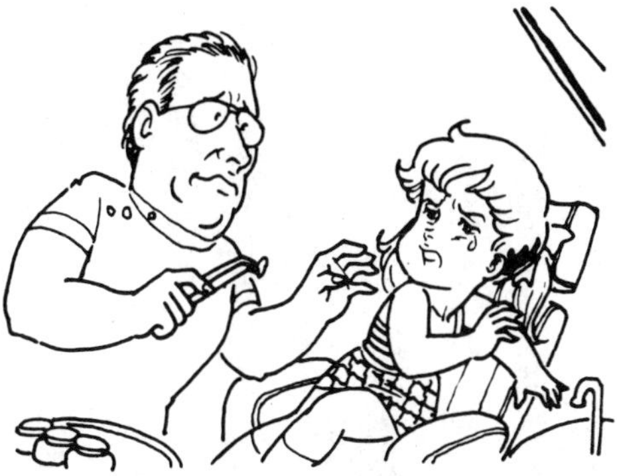

的，將來，還會影響到臉部五官的發育與美觀。

由於咬合不良的關係，使得支撐牙齒同時培育牙根的齒槽骨發育不良，而呈現萎縮，造成牙齒沒辦法整齊地排列。

所以，牙齒一旦參差不齊，自然就失去美麗的嘴型。同時，由於無法咬合，嘴邊的表情筋就不發達，當然沒有辦法創造豐富的表情美了。

因乳齒蛀牙而引起的咬合不正，如果不加以處理，也會使表情筋功能喪失，展現不出表情美來。

爲了讓自己擁有美麗的嘴型、漂亮的臉孔，首先必須從牙齒的健康開始。

爲人母親的若爲孩子將來著想，就須十分地注意授乳、斷乳等階段的口腔發達過程。美麗的嘴型，是由母愛所灌溉的。

5 使表情豐富的臉部體操

為了讓大家擁有更豐富的表情，展現美的面貌，接下來就為大家介紹「臉部體操」。

臉部體操

①張大嘴巴—請把嘴巴「啊」地張開，大到不能再大的地步。這個時候，大概都會打哈欠，把體內的炭酸，一吐而出，卽可消除疲勞。如此做四～五回。

②下顎往前伸—如戽斗似地，儘量把下顎往前伸，如此也做四～五回。

③下顎做左右擺動—把下顎做左右擺動至極限。如此也做四～五回。

也就是，顎部運動做上下、前後、左右等極限的擺動。經常地做這三個運動，不但可以消除疲勞，還可以展現美麗的表情。

或者，口內含滿一口水，儘可能地忍耐一段時間，這個方法可以使鬆弛的嘴角，富有緊縮能力。

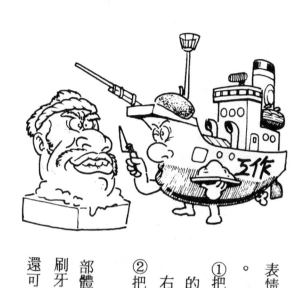

它還可以預防嘴角上的小皺紋產生。

另外，鍛鍊脖子上的筋肉，也是製造臉部表情的重要方法，請把下面的動作反覆做幾次。

①把脖子扭轉至一側，在耳後側會有一條浮起的筋脈。這是胸鎖乳突筋，把脖子做幾次左右的扭動便可以强化胸鎖乳突筋。

②把顎部往天花板翹，鍛鍊顎下的廣頸筋。

而在第六章所要介紹的刷牙運動也屬於臉部體操。洗澡的時候，順便也可以張大嘴巴刷牙，一邊做臉部體操，這不僅是口腔運動，還可以鍛鍊整個嘴巴四周的筋肉。

每天不斷地隨意做以上的動作，使自己的表情更豐富、臉蛋更漂亮。

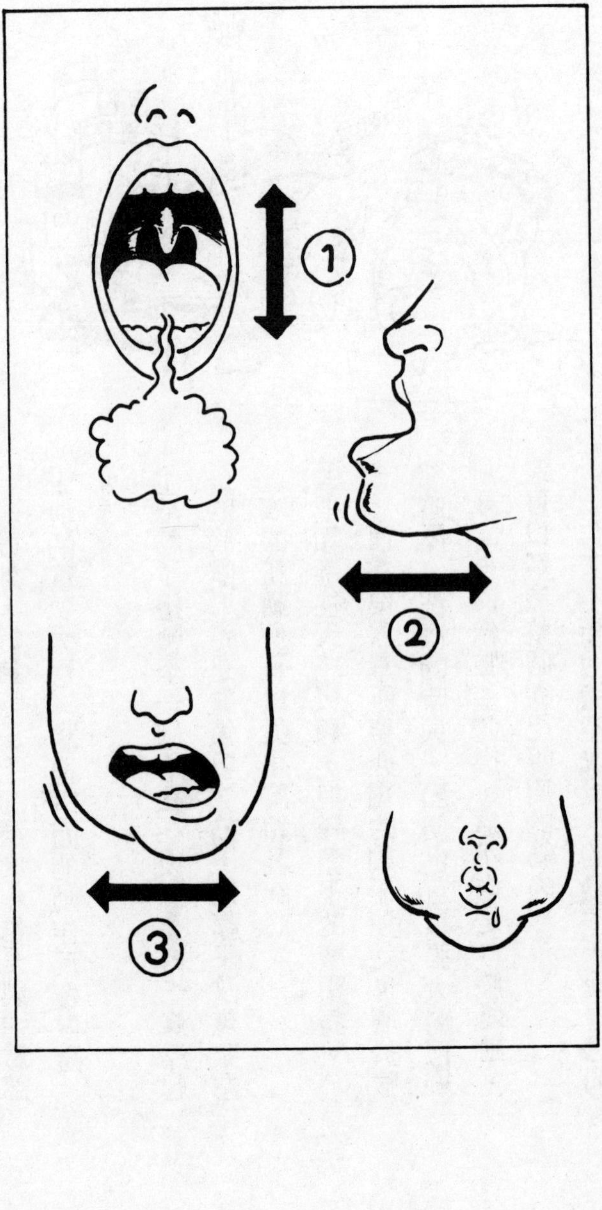
①
②
③

6　嘴角的魅力由動作美來決定

從鼻頭到顎尖所連結的綫叫做美綫，這三點如果成一直綫，就稱得上美麗。

您的美綫成什麼樣的綫條呢？如果是直綫的人，其牙齒的咬合狀況一定很正常，如果上齒往前突出，美綫便無法成直綫，相反地下齒往前突出，就成戽斗，也沒辦法成直綫。

換句話說，可以由牙齒的咬合良否，來決定這條「美綫」。當牙齒矯正後，我都會用尺量量看這條綫是不是變直了？臉是不是看起來漂亮多了？

而比臉的綫條美更具魅力的是，嘴角的機能美。用餐時嘴型的變動，談話時嘴角的變化等，動作上的美往往比形態美更吸引人。

一般而言，日本人說話時的嘴型是不怎麼美的。而法國人是非常重視自己本國語的民族，所以他們講話的嘴形也很美。從這一點，就可以知道，他們之所以以自己本國語言為傲的理由了。

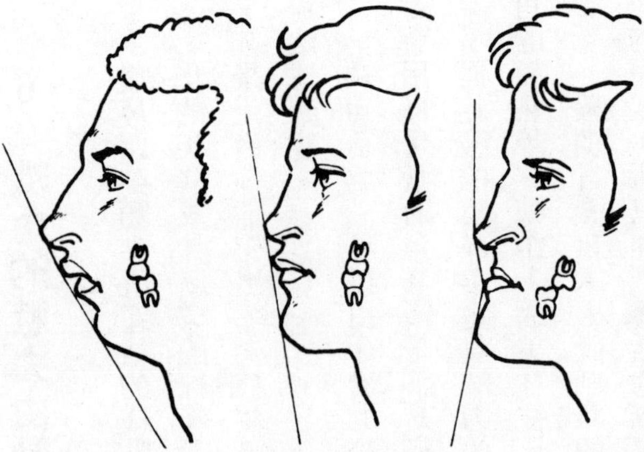

美線

日本人之所以對語言不太關心，乃是日本語即使牙齒不好也能朗朗上口的緣故。但是，英語、法語、中文等，必須捲舌、開口、張口等作用才能發音的文字不少，如果沒有好的牙齒，發出來的音一定不準或難聽。故好的語言必須有一副好的牙齒。

我經常和接受過牙齒矯正治療的患者用餐，如果對方吃牛排的嘴型很美，我認爲那就表示治療成功了。

7 雪白的牙齒並不見得是健康的牙齒

形容美人的詞句裏，有所謂的「明眸皓齒」正如這個形容詞所說的，眼睛清澈明亮，有一口雪白的牙齒，就是美人的條件了。的確，一口雪白的牙齒，似乎可以稱得上是美人的條件了。

但是，雪白的牙齒却不見得是健康的牙齒。因爲，牙齒的顏色和皮膚、髮色一樣，都是與生俱來的。

正如西方人的肌膚比東方人白一樣，他們的牙齒自然也比較白。同樣的，並不是說肌膚白是好，肌膚黃是壞的道理一樣，雪白的牙齒不見得就是好。

齒的顏色與質是没有關係的，因此，有可能白色的牙齒是不健康的，而帶黃的牙齒却是健康的。

但是，一般人都誤解爲白色的牙齒才是正常的牙齒，所以，有人爲了使牙齒潔白，就用雙氧水或醋刷牙。但是，天生的牙色是不輕易改變的，這樣一來，牙齒表

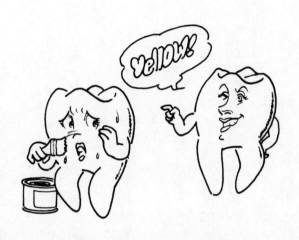

面的琺瑯質會剝落，顏色反而變黃，同時還傷害到牙齒。

如果眞的變白了，也是混濁的白色，並不是半透明具有光澤的白。

要讓牙齒潔白，只有靜待「牙齒油」的問世了。目前，在日本已經有幾個機構正在研究發明，不傷牙齒的牙齒油。

而在美國，已經有以接著劑把漂亮的牙齒顏色膜，黏在牙齒上的作法了。而日本方面的牙齒油發明也已經到了相當的階段，相信在近幾年裏，就可以欣見它的問市了。

在齒油問世之前，請用正確的刷牙法保護您的牙齒，同時創造一個迷人的嘴型吧。

8 走向視覺美容的時代

據說在洛杉機有一家新潁的商店叫做「刷牙屋」。它是爲了約會的人而設計的一家超級商店。一般人刷牙都不周全，而這家專門店却可以爲我們刷得一乾二淨。聽到這則消息後，我直覺地反應到美國人對牙齒的重視，畢竟高人一等，正如我們一個禮拜或一個月上一次美容院、理髮廳一樣的，刷牙專門店也爲顧客一顆顆地刷牙，這段時間也足夠消遣了。

我一直有個夢想，就是在不久的將來，這個社會能夠走向視覺美容的時代。四〇年來，我一直替人拔牙、削牙、補牙，專職於治療的工作，但是，如同我一再强調的，變成蛀牙、齒槽膿瘍的牙齒是無法再復原的。所以，今後我想往以預防爲重點的定期檢診及牙齒美容方面的工作邁進。

在牙齒上塗一層牙齒油，利用最新式的機器使口腔清潔，訓練人的表情等等，我很想試著做這一類工作。

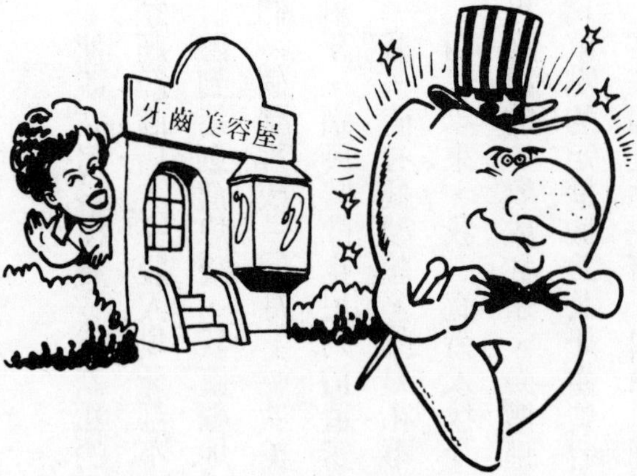

牙齒油，已經有數家研究所在研究之中，而且已經發展至相當的程度。數年之內，也許牙齒油問市，說不定就是享受牙齒油色彩的時代來臨了。

另外，也有人在發明拍攝口腔的照相機。是類似胃鏡的一種內視鏡，可以放入口中，放大一顆顆的牙齒，如果使用這種最新機器，口腔內就可以變得漂亮了。

現在的時代已經不是治療牙齒而已，而是要使牙齒健康又美麗，也許不久的將來，還會有世界性的「美齒小姐」選拔呢！

9　使牙齒美麗的要訣

老年人的面貌、體格雖然比不上年輕人的俊俏、瀟灑，但擁有健康充實人生的老人，他事實上是健朗又漂亮的。金錢、地位或名聲也許可以充實人生的一部分，但是，這些名利是生不帶來，死不帶去的，人死就沒有了。故眞正充實的人生，應該是活得健健康康、光光彩彩，而人的臉，就是累積這些美麗的生活體驗而成的。

因此，即使上了年紀，只要身體健朗、心情愉快，那五〇歲也有五〇歲的迷人，六〇歲有六〇歲的好看，七十歲有七十歲的光彩。

其實，讓老人顯得醜陋的，是因不潔而引起。而身體中最令人覺得醜又不乾淨的部位就是口腔，老人如果口齒整潔就顯得乾淨清潔。

但是，隨著年紀的增長牙齒漸漸脫落，必須裝假牙的老人急速地增加。把牙齒脫落的狀態依年齡別來分的話，五〇歲有七顆、六〇歲一五・五顆、七十歲則有二一・二顆，隨著年齡的漸長，牙齒也脫落得厲害。

刷假牙時的正確拿法

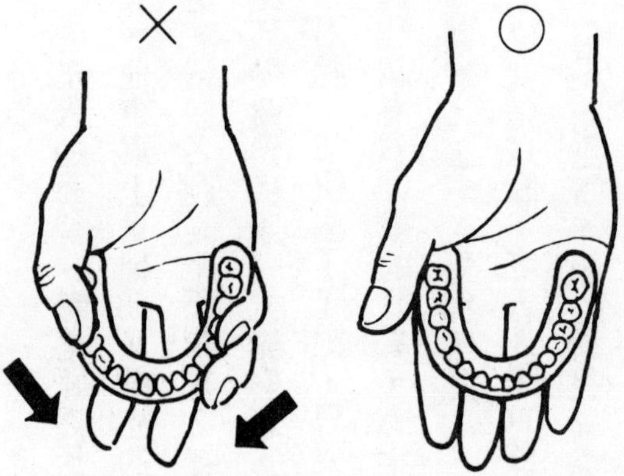

根據調查，患有蛀牙的人的牙齒，口腔內所繁殖的子囊黴菌比普通人多，口腔炎的比率也較高。換句話說，裝上假牙後口腔內變得非常骯髒。

同時，假牙本身有一股獨特的臭味，那臭味實在令人不快，光看到假牙就食慾不振了。

因爲牙齒脫落才裝上假牙，但却因此而變得口腔不潔，外形醜陋，因此，爲了讓自己活得更健康美麗，首先就應該重視自己的牙齒。

但是，如果不幸牙齒脫落，必須裝假牙的時候，就請用假牙專用牙刷，經常地做清潔保養工作。

爲了讓自己乾乾淨淨、清清爽爽，就應該從口腔的清潔開始。

10　唾液中含有「去老還童荷爾蒙」

據說上了年紀的男性和年輕的女孩戀愛，就會變得年輕起來，不僅是精神上的年輕而已，事實上有科學的根據證實，在生理上也年輕了。

因爲，從耳下腺分泌出來的唾液中含有腮腺激素。這個腮腺激素是由日本的學者緒方知三郎發現的荷爾蒙，命名爲「去老還童荷爾蒙」，聽說他活到九〇歲之前，一直注射這個腮腺激素荷爾蒙，以防止老化。

當年紀漸長，唾液的分泌就減少，也就是去老還童的腮腺激素分泌變少。但是，如果與年輕的女性談戀愛，接吻時就可吸取多量的腮腺激素而變得年輕了。

同時，最近發現一件事實：原來在唾液中含有抵抗力極强的免疫體，叫做分泌型IGA球蛋白。

唾液中竟然潛在有這麼令人不可思議的能力。這種不可思議的能力其實不需要和年輕女性接吻就可獲得，只要多咀嚼食物，分泌多量的唾液，全身就會變得年輕，具有抵抗力。故咀嚼運動可以防止老化。

11 眞珠般的牙齒不復可見

正常健康的牙齒顏色是和眞珠的顏色類似，因爲眞珠表面的成分和牙齒上層同樣都是琺瑯質。因此，做人工眞珠的研究工作，大半都有牙醫師參與。

所以，牙齒應該是和眞珠一樣帶有光澤。但是，最近的小孩，却很少看到有像眞珠一樣的牙齒了，非但沒有眞珠一般的光澤，甚至是汚濁又帶有顏色。

雖然一般都說牙齒是白色，但其實有十幾種顏色。在裝牙補牙的時候，會用帶有顏色的牙套，做成類似牙齒顏色的塡補物。從牙套的普遍使用就可知道，像以前兒童那種滿口晶瑩剔透的白牙是不常見了。

一種名叫四環素的抗生物質，對嬰兒敗血症的治療非常有效，曾經被廣泛地使用過。但是，使用這個抗生素後，乳齒易變黃，沒辦法洗淨，且因四環素所造成的黃色，非常鮮艷，一看便知。

爲什麼目前的兒童，牙齒都普遍汚濁，變得沒光澤？到現在還沒有找出一個確實的原因。

12　乳酸菌的機能失調則口臭變劇

肝病、糖尿病甚至尿毒症等病況嚴重的話，就會引起口臭。

肝病的患者，血中成分的胺基類增多，滲透到口腔粘膜，產生獨特的肝性口臭。

而糖尿病患是因爲血液中的丙酮量增多，而產生丙酮口臭。

尿毒症的情況則是因爲不容易排尿，而使阿摩尼亞的血中成分增加，引起阿摩尼亞口臭。

在內科診療上，也有根據這些臭味來判斷疾病、症狀。這些臭味，是由相當嚴重的疾病引起，而牙科方面的口臭，是如何造成的？這有多方的說法，但是，口臭似乎也是口腔內的細菌所惹的禍。

有人認爲，口臭是因爲口腔內的解糖系統失去功能而產生的。

食物中的葡萄糖進入口內，最初連鎖球菌會急速地增加，不久，它的繁殖告一段落，接著所生產的乳酸就繁殖一種嫌氣體性細菌，引起嫌氣性發酵。

而當嫌氣體性細菌在增殖的時候，會製造良好的空氣狀態，這時喜氣體性細菌也伺機生殖，同時進行喜氣性發酵。

當乳酸分解時，酸度減弱，接著乳酸桿菌增加。然後，乳酸又增殖嫌氣性菌，引起嫌氣性發酵。

換句話說，乳酸菌在增殖，分解的過程中，反覆地進行嫌氣性發酵與喜氣性發酵，使得葡萄糖產生新陳代謝，最後，葡萄糖就代解爲水和炭酸，水和炭酸裏頭當然是沒有臭味的。

所以，食物的殘渣遺留在齒縫間，發了酵也不會產生臭味的，因爲，口中的細菌集團飽食葡萄糖，最後化爲水和炭酸。

因此，如果有口臭，就是解糖系統的功能失調，亦即是乳酸菌的活動不力的緣故。

聽說，隨著人體的老化，乳酸菌減少，其活動就越來越萎縮了。

老人經常有口臭，乃是因爲乳酸菌的減少，口中的解糖系統運作遲緩的緣故。

13 齒槽膿瘍是口臭的元凶

早晨起來，在刷牙、洗臉之前，吹一口氣在杯子內，聞一聞那一股氣味，覺得臭嗎？

剛起床時，任何人都會有口臭，因為，這時候口中的細菌最多了。睡眠時，唾液的分泌進行緩慢，幾乎沒有自淨作用，因此，口腔內有如一潭死水狀態，對細菌而言，是最適於增殖的環境。

如果患有蛀牙或齒槽膿瘍，細菌便據而為營，待人們睡眠時，就起來暴亂。而且，如果在睡覺前，進食了細菌最喜愛的營養分，那麼，呼朋引伴之下就集體繁殖了。

收在杯子裏頭的氣味，如果覺得臭的人，應該有所警惕才對。

除了胃不好或鼻病之外，大部分的臭味都是由寄存在蛀牙內的腐敗物或牙齦引起的炎症所造成的。

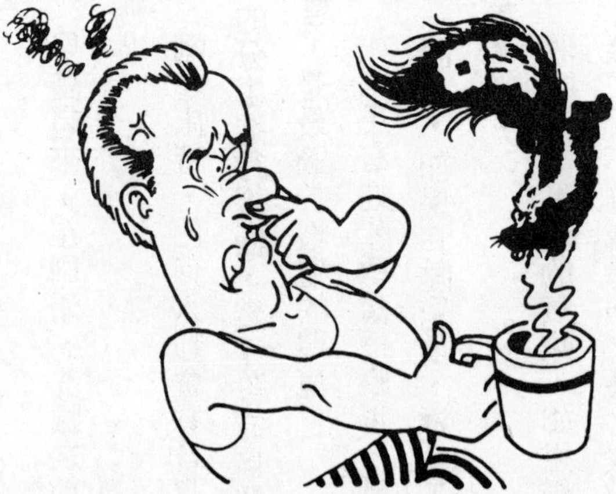

覺得有强烈口臭的人，要注意看看是否是因蛀牙或齒槽膿瘍而引起。然後以正確的刷牙法（第六章會詳述）徹底地清一次牙。

刷牙時牙齦大都會有出血，齒槽膿瘍是無法在「二〇秒鐘的刷牙」發現的。

知道自己患有齒槽膿瘍的人，請用正確的刷牙法來治療。沒有根本治療齒槽膿瘍，徹底地清潔口腔的話，口臭是沒辦法除去的。

防止口臭的應急措施裏，有一種摻有葉綠素的漱口藥水，但是，藥效並不長。

因齒槽膿瘍所造成的口臭，除了用刷牙法去除元凶之外，別無他法。

14 「口臭神經衰弱」者漸漸增多

雖然口臭並不嚴重，却讓人引以爲意，爲此心神不寧的「口臭神經衰弱」患者與日俱增。

用微弱的聲音詢問「醫生，我有沒有口臭？」的病人，我已經碰過不少了。說話的時候，經常用手掩口，性格上不知不覺地流露出一股神經質來。我覺得倒不必如此在意，但是，對當事人而言都是嚴重的切身問題。

寄給某報的一封投書裏，可以看出其嚴重的程度。「三六歲，和上小學的二個孩子相依爲命。三年前離了婚，目前靠一些零活以及社會救濟金過活。我的個性本來就內向，又帶有一點神經質，不過，以前在工作的時候，表面上和大家並沒有兩樣，但是，內心却爲自己的口臭而大傷腦筋。我開始發覺自己有口臭時，是因爲工作的同伴中有人有口臭，自己一想到這一點，就幾乎無法忍受，覺得可恥。自問一點都沒有感覺，但是我母親和妹妹都說我有口臭，我想是錯不了了。

問醫生的結果，說是慢性胃炎，拿了藥吃，也不見好轉。本來我是喜歡和人交

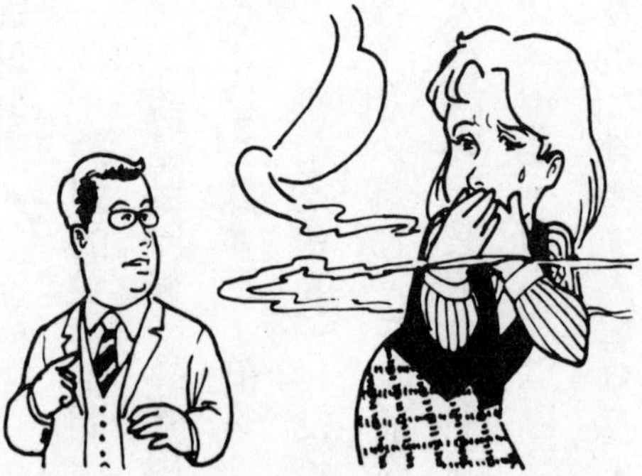

談的，但是想到自己的口臭，就開不了口，想和附近的人聊聊天，談談孩子的事情，却沒辦法提起勇氣和別人打成一片，成天心神恍惚。每天只守著孩子，有時候，眞覺得自己已經快要得神經病了。」

於是，該報給了她如此的忠告與建議。

「原因不明的『口臭感』——這是心靈深處的一種迷亂，現實中無法處理的心理萎縮所引起。目前，您的生活狀態就是萎縮不振，因此更加强您對口臭的强烈意識，惡性循環之下，導致心理、環境都一蹶不振。如果每餐用過後，從刷牙開始努力的話，心靈上的萎靡應該可以一點一點地改正過來」。

正如這篇忠告所說的，口臭是隨著心情而定，時有時無。我也診療過幾位有同樣煩惱的患者。

其中還有一位因被高中的男生說了一句：「口好臭哦

！」就拒絕上學的女孩子。

她的母親打電話來，央求說：「我女兒被口臭煩得要死，請您替她檢查看看。」實際替她診查一看，果然牙齒相當不好，掉了幾顆牙，看起來就是有口臭的樣子，但是，口臭並沒有她想像中嚴重。於是，替她做了治療，恢復了整潔美觀。

結果，也許是自己覺得不再有口臭了吧，就變得非常開朗活潑，又開始上學讀書去了。

大部分的口臭神經衰弱患者，精神上的執著較强，因此，容易陷入思想的巢臼裏，人一旦情緒鬱悶，生理的代謝機能就變得遲緩。因此，口中的自淨作用也降低，惹來了口臭。

同時，身體疲倦的時候，也有類似的情形發生。這時候舌頭上會長舌苔，口腔不乾淨，只要看看舌頭的狀態，就可以對身體狀況有某些程度的了解。

以前的醫師，非常重視舌頭的診斷，目前，則是以臨床檢查爲重點，常常疏忽掉對身體細微部分的觀察。口腔是非常敏感的部位，因此，某些時候，它可以當作身體狀況的度量衡。

請仔細地觀察這個身體的度量衡，再窮究口臭的原因吧！

第五章　如何讓幼童學會咀嚼

●幼童牙齒保健法

1 不會咀嚼食物的幼童逐漸增多

最近在診斷幼童的牙齒中，讓我深深覺得現在的幼童，生命力比較薄弱。

例如，在上門求診的幼童中，有已經二～三歲了，但居然連麵包片（土司）都不會咀嚼，除了流質食物（牛奶等）外，幾乎一些固體食物一入口就吐出來。這種現象不是生命力衰弱那又是什麼呢？

日本的TBS就曾經對全國四〇萬名一～五歲的幼童，做過幼童牙齒咀嚼能力調查，結果發現，照理應該開始會咀嚼的二～三歲的幼童中，有一・七％（大約58：1）；四～五歲的幼童中，有〇・八％的比率，無法進食固體的食物。（請參照附表）。

在這份實況調查中所說的「無法進食固體食物的幼童」即「沒有咀嚼能力的幼童」是指，最多只能吃麵類或稀飯之類流動性食物，對肉或蔬菜只能含在口中無法咬爛的幼童。同時根據調查顯示，甚至還有些連蘋果或豆子等固體食物一點也吃不

●日本TBS全國幼童咀嚼能力調查

對象：幼稚園數四、九三五所
對象：幼童數四〇六、五九八人
一九八五年三月十五日TBS

	2−3歲兒（142,859人）	4−5歲兒（227,480人）
無法咀嚼固體食物	1.7％（2,431人）	0.8％（1,850人）
雖然會吃固體食物但却吐出來不吃	2.0％（2,826人）	0.5％（1,240人）
不會吞食物	4.3％（6,170人）	1.7％（3,958人）
只能進食柔軟食物	2.8％（3,968人）	1.4％（3,239人）
吃固體食物時會有怪異的動作	1.6％（2,264人）	0.8％（1,765人）

下的幼童。

牙齒不會咀嚼，那就只能吃柔軟或流質的食物了，這麼一來當然很容易促使偏食的情形發生。又因爲不會咀嚼，所以就沒有想要吃的意欲和好奇心，這也會妨礙幼童的心智發達。

「咀嚼」是生命力的象徵，是人生存下去的基本，同時它也是促進腦力發達的要因。所以我們應該重新來正視「咀嚼」的重要性才對。

2 造成幼童不會咀嚼食物的原因

幼童斷奶以後所吃的斷奶食物，如果不恰當就會導致其咀嚼能力的低落。

嬰兒出生四～五個月後就要逐漸地斷奶，讓嬰兒改吃斷奶食品，從只攝取奶水營養的情形，轉換成也能逐漸攝取固體食品營養的情形。

一般不會咀嚼食物的幼童，大都是在這個過程中失調所造成的。也就是從「吸吮」到「咀嚼」這個改變過程做得不好的緣故。

嬰兒開始學吃斷乳食品時，都是先用嘴唇的抿合把食物送入口中，接著再使用舌頭、牙床磨嚼，不久就慢慢地變成了「咀嚼」的行爲了。

嬰兒出生九個月後，乳齒的下前齒長出來時，口腔開始會有咀嚼的韻律感。等到周歲前後乳齒的上前齒、一歲二～三個月大長臼齒時，口腔的活動就非常地靈活了。

到一歲半左右，長了犬齒則使用下顎「吃」東西。簡單地說，幼童的「咀嚼」

能力是配合著牙齒生長的步調發展成的。

因此，餵小孩的斷乳食物，也必須隨著成長的步調逐漸地增加食品的硬度，利用逐漸遞增的「訓練」，才能使幼童在乳齒的臼齒長出來時，就能進食一些固體的東西。

如果在這段時間內，只供給流質食物，那麼這孩子卽使長了牙齒，仍不可能具備「咀嚼」的能力。

相反的，如果太早給孩子吃超過他本身能力的硬體食物，這也會妨礙到咀嚼能力的正常發展。因此，操之過急是很容易造成揠苗助長的後果。

總之，要讓幼兒具備正常的咀嚼能力，最要緊的是幼兒斷奶後所吃的斷乳食品硬度，必須隨其成長，適度地調整。

3 牙齒長得不好的幼兒越來越多

最近有很多父母因爲孩子牙齒長得參差不齊，而來找我商量看有沒有辦法給予矯正。且這種情形越來越多。

筆者在三十年前曾對幼兒的牙齒生長情形和下顎做研究。當時牙齒生長得不好的幼兒人數還很少。在調查一萬名未滿六歲的幼童後，發現牙齒生長排列情況不良的幼兒也才不過只有二～三%，即使在一九五八年我對三歲的幼童做調查時也才九%而已。可是到一九七六年時却竄升到四二%（以二歲幼童所做的調查）。

年齡稍長的孩子情形也一樣，一九五八年的調查中牙齒生長不良的有一一%，但到一九八二年就增加了二倍，變成二二%也。最近對市內某私立中學的三年級學生做調查，赫然發現牙齒生長不良的居然高達六十%之多。

牙齒長得不好會連帶地增加咀嚼食物的困難。食物不加細嚼即囫圇吞下，不但會造成胃部的過分負擔，同時唾液的分泌也會減少，相對地就造成了消化不良的情

年長孩童牙齒咬合調查

咬合　頻度	例　數	百分率	咬合　頻度	例　數	百分率
正常咬合	8,031	89.0	正常咬合	123	77.8
不正咬合	992	11.0	不正咬合	35	22.1
反對咬合	301	3.3	反對咬合	21	13.3
過蓋咬合	199	2.1			
前　突	192	2.1	上顎前突	4	2.5
開　咬	191	2.1	開　咬	4	2.5
亂　排	69	0.8	叢　生	6	3.8
捻　轉	34	0.4			
交叉咬合	6	0.1	其　他	0	
計	9,023	100.0		158	100.8

形。

要是牙齒長得參差不齊，則刷牙的清洗工作就很難做得好，牙齒當然無法很清潔，甚至在牙縫中很容易積滯穢物危害牙齒的健康，並且造成「口臭」的現象。進而影響到人際的接觸。

當我們與人交談的時候，無意中都會看著對方的嘴角，這時候我們就很容易發現對方牙齒長得好或壞。如果初見面的人，這就成爲左右我評審對方的要素之一。

牙齒發育的好壞、排列得當與否，還不只是有關個人的「門面」（美容），有時也可以做爲判斷該人性格的依據，例如有人說：「齒歪者心不正」。除此之外更有人認爲，牙齒的發育狀況也關係著個人身體的狀況。

4 不會咀嚼的孩童牙齒的發育也會不好

在日本人的審美觀中，似乎非常看好雙重齒（俗稱虎牙），例如他們常稱××明星的那一口雙重齒長得好可愛呀！但是反觀歐美，我們則可以很清楚地看到，那裏根本就沒有長雙重齒却又大紅大紫的歌星或演員。事實上，歐美人是非常地厭惡雙重齒的，甚至稱它爲「恐怖的鬼齒」。姑且不論審美的標準如何，在此如果單就雙重齒的起因來做說明，那麼日本人可能會嚇呆的。

人最先長出來的恒齒就是被稱爲第一大臼齒的「六歲臼齒」，它不但是咀嚼食物的主要牙齒，而且也是以後各顆牙齒生長的基準。

六歲臼齒長定了，然後其他的恒齒再依著它有秩序地長出來，萬一在這時候才要長犬齒，那麼因爲牙床的位置不夠，所以犬齒和其他恒齒就會發生「位置爭奪戰」，因爲犬齒較晚形成，所以就會突出齒列而變成雙重齒。

假如所有的牙齒都能按先後秩序生長的話，那一定會有一口美麗有秩的牙齒。可是偏偏現在孩童牙齒發育情況却是時常在發生「位置爭奪戰」。究其原因最主要是乳齒蛀壞，不過也有人認爲那是因爲牙齒和顎骨的均衡被破壞的緣故。

他們認爲在人類的進化過程中，顎骨是越來越小，但相反地牙齒卻因爲營養充足而變大，因此，造成許多牙齒擠在一個窄處爭奪地盤的情形。

不過我個人的看法則有一點不同。我認爲顎骨本身並沒有縮小，而是在顎骨末端支撑牙齒的齒槽骨越來越小。

齒槽骨是最容易直接受到環境影響的地方。例如，經常用力咬住牙齒，則會促進代謝和血液循環，而使齒槽骨更加堅固。但是如果光吃柔軟性食物，使牙齒少有用力的機會或不能隨時保持牙齒清潔，那麼齒槽骨的發育就有所不全了。齒槽骨因發育不全而變小，所以牙齒當然就長不好。

這就好像是人的腿一樣，如果不加鍛鍊的話，當然就强壯不起來。牙齒和支撑齒根的齒槽骨如果没有適度的刺激，就會發育得不好。再則，齒槽骨要是經常在不潔的環境（牙床不潔）下，也很容易被破壞。

我們經常說，現在的孩童被讀書考試逼得太緊而運動不足，缺乏體力。相對的，那已經忘了咀嚼是怎麽一回事的現代孩童的牙齒，也可以說是運動不足而使牙齒根基的齒槽骨未受到良好的鍛鍊，正因爲如此，所以前面我們說一個不會咀嚼食物的孩子，其牙齒的發育就變得不良。而反過來說，經常咀嚼就可避免發生蛀牙或雙重齒的產生，而使牙齒長得各就其位，整齊又美麗。

5 牙齒矯正治療的時期

有很多人因爲牙齒長得不好而使自己變得對人厭惡症。這乃因爲外觀不雅而感到自卑，再加上各方面的刺激，而變得抑鬱悲觀。

我就曾經診治過這種人。對方是一位男童（一二歲）長了一口大暴牙，由於暴得太厲害了，不但吃東西時無法好好咀嚼，甚至連說話時的聲音都受到影響。也因爲有這麼「突出」的長相，所以同學們就給他取了一個綽號叫「暴牙仔」，每次看到他，大家就「暴牙仔！暴牙仔！」喊著欺負他，逐漸地，他竟變得不敢在人前開口說話了！

經過二年的矯正治療，他的牙齒終於變得整齊美麗了，這時候他才又恢復明朗的性格。可見牙齒長得好壞與否，是會影響到個人的性格。

可是眼見子女的牙齒長得奇形怪狀，却又置之不理的父母還是大有人在。有些父母認爲「年紀還小嘛！等長大以後如果眞得不好看，再來做矯正就好了！」

殊不知牙齒的矯正治療是必須看時機的，不是想什麼時候治療就可以治療的。

牙齒的更替①

（取材自Schour , Massler）

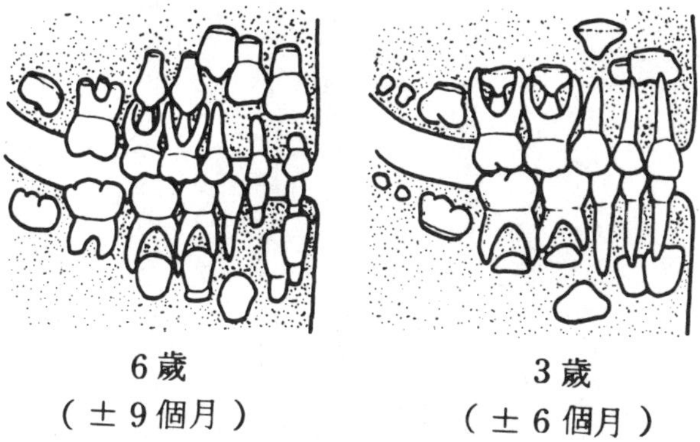

一般說來，做牙齒矯正治療最好的時機是從乳齒開始脫落到恒齒長齊，即六歲到十三歲之間最適合。而且一般輕微的矯正治療，大概也需要一年左右，如果等成年以前才想到要做牙齒矯正治療，那不但麻煩，而且也要花更多的時間和金錢。

最近成人牙齒矯正治療的技術也相當發達，因此，就有人認爲一般的牙齒矯正治療是與年齡無關的。可是不管怎麼說，最理想的治療應該是效率好而痛苦少的情形，所以要符合這個原則，牙齒的矯正治療最好還是要在十五、六歲（初中畢業）前來實施最好。

牙齒長得參差不齊就很容易發生蛀牙或齒槽膿瘍，進而影響到身體的健康。因此，爲了孩子的將來，請及早正視牙齒矯正治療的問題。

6 乳齒是恒齒的基礎

有些父母很在意孩子的乳齒長得太疏，因爲他們怕以後的恒齒也會因此而長得「疏疏落落」，顆顆獨立而沒有整體感。

其實這是杞人憂天，其實乳齒長得疏離一點比較好。因爲孩童成長到五～六歲時，顎骨發育得更完全，所長出的恒齒會比乳齒大，所以乳齒間會有間隙，這應該是很自然的。

倒是有一點必須加以注意的是，千萬不要讓乳齒產生蛀牙。乳齒一旦蛀壞了，即使是到了要換恒齒的時候，也無法自動脫落，這麼一來，在其下面的恒齒就無法從正確的位置上長出來了。最後卽使不產生暴牙之類的情況，牙齒的齒列也不可能長得整齊美麗。

又，萬一乳齒蛀得太嚴重而要藉外力來拔除時，旁邊的牙齒就容易往那個空間傾靠過來，這樣也會影響到恒齒生長的空間。因此，要牙齒長得好，最重要的還是

牙齒的更替②

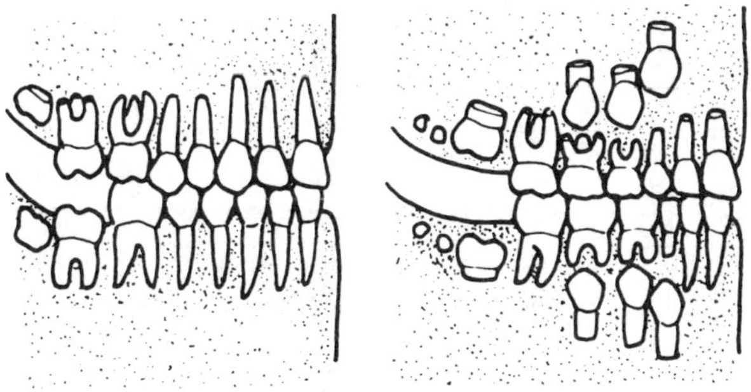

12 歲
（±6個月）

9 歲
（±9個月）

要做好乳齒的保健工作。

不過，有時縱然乳齒一點也沒有蛀牙，但恒齒的齒列却仍有長得不齊整情形出現。換句話說，就是影響恒齒齒列發育狀況的因素，除了要看乳齒是否蛀牙外，還有其他原因存在。舉個例來說，譬如，遺傳就是其中之一。

話雖如此，但要恒齒的齒列能齊整平順的第一步，最重要的還是要防止乳齒發生蛀牙的現象。而蛀牙的預防這是人爲的努力可以達成的。

7 必須接受矯正治療的各種不良齒列

所謂「不良的齒列」簡單地說，就是牙齒長得參差不齊，或上下牙齒的齒列無法對稱咬合的情形。

牙齒矯正醫生們把這種現象稱做是「不正咬合」或「咬合異常」。雖然不良的齒列一律稱之爲「不正咬合」，可是其「不正」的程度是有區別的。

像上排的牙齒中僅有一顆長得稍微歪斜。在這種情形下除非是本人很在意，要不然不去管它也無所謂。但如果牙齒長得太參差而使人無法好好地咀嚼食物，甚至影響到發育的話，那可就必須要加以整治了。

像下面幾種「不正咬合」程度的情形，專家認爲就需要加以矯正治療。

暴牙、參差牙

牙齒生長的位置不足或牙齒彼此擠壓，長成後的齒列就變得凹凸不平，造成參差牙的情形。而最後生成的犬齒如果是向外突出，就會變成雙重牙。

暴牙或參差牙的情形，由於牙刷很難每顆牙齒都刷洗乾淨，故很容易造成蛀牙或齒槽膿瘍，同時這也是造成口臭的原因。

開咬

卽使閉起嘴巴，但是上下兩排牙齒只有內側的牙齒能互相咬合，前面和旁側的

牙齒咬合狀態的分類

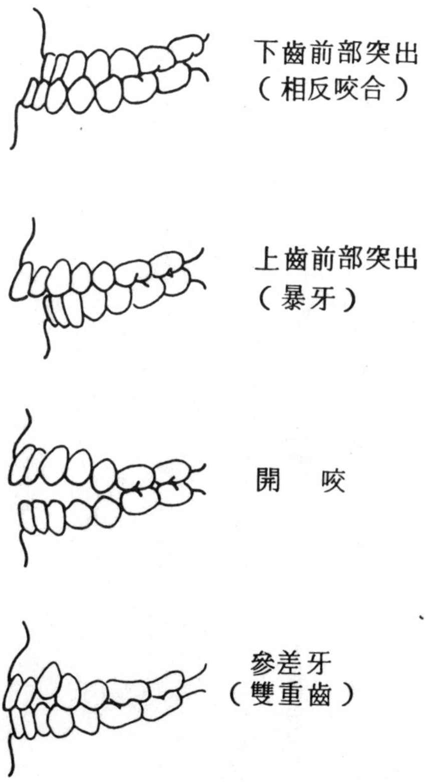

牙齒却無法接觸到。在這種情況下通常很難用牙齒咬碎食物，在飲食上即無法有效地咀嚼。嚴重的牙齒開咬，甚至有除了最裡面的二顆臼齒可以咬合外，其餘的牙齒都無法咬合的情形。

牙齒的發育形成開咬，就會形成第三章所述的吮指症或弄舌癖、異常下嚥等舌頭症的原因。

暴牙

這是指上額的牙齒前突的情形。這有單純是上顎本身發育得太向前，或上排牙齒的前齒向前突出等兩種情形。前者的情形在歐美人中較常見，後者則以東方人較多。不過在治療上好像以後者較容易矯正。

下牙前突、相反咬合

通常牙齒互相咬合時，前齒的部分會在外側，下齒的部分會在內側。如果下排牙齒在外、上排牙齒在內，那就是反常，叫做相反咬合。

造成這種牙齒的情形除了下顎前突的因素外，最大的因素是乳齒發生蛀牙的現象（尤其是乳臼齒），而造成牙齒不正常的咬合。

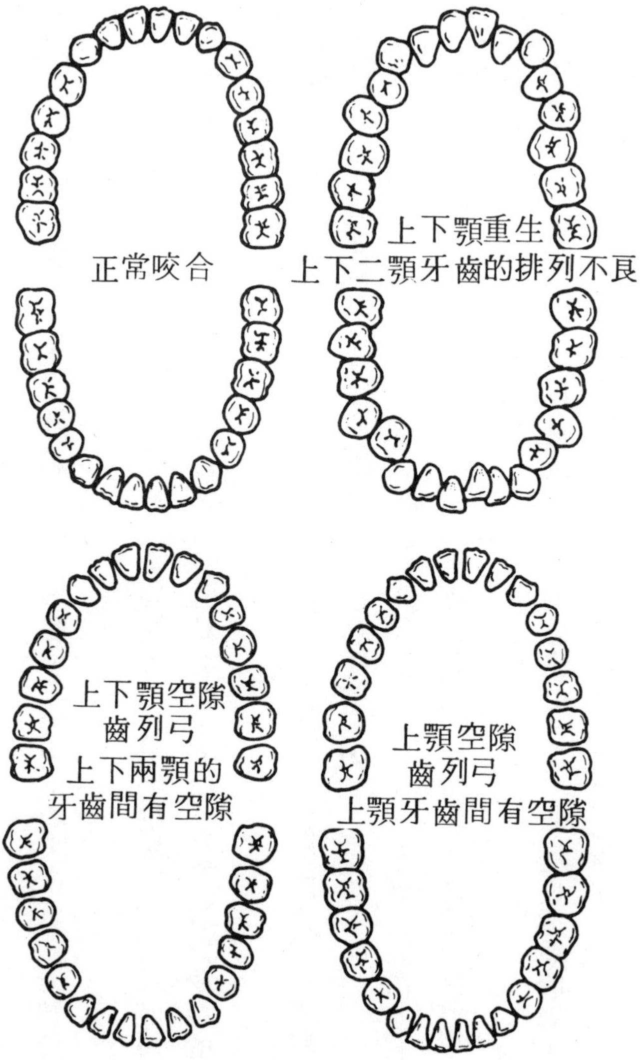
正常咬合
上下顎重生
上下二顎牙齒的排列不良
上下顎空隙
齒列弓
上下兩顎的
牙齒間有空隙
上顎空隙
齒列弓
上顎牙齒間有空隙

8 奶嘴也會影響牙齒的發育

嬰兒天生就具有吸吮母乳的動作本能。而那種母乳代用品的人工乳，若和母乳比較起來，畢竟不可同日而語。

當然有一些自己無法分泌出母乳，而必須仰賴人工乳品的母親，這時補乳用的奶瓶上的奶嘴就必須謹慎選擇。因爲奶嘴的好壞是會影響到孩童牙齒發育情形的。

奶嘴的長度

奶瓶嘴的橡膠太長時，就會把嬰兒的嘴塞住，而在吸吮牛奶的時候促使舌頭無法自由運動。往往這就是造成以後嬰兒有異常下嚥症的原因。

前面（第三章）說過，所謂異常下嚥症是指在吞飲東西時，舌頭就夾在上下前齒之間。這種壞癖一旦養成就很難矯正，且會造成上下前齒無法咬合的開咬情形。

奶嘴的孔

奶嘴的孔如果開得太大，牛奶會不停地大量流出，爲了要阻止這種情形，也可能形成異常下嚥症。另外，選擇奶嘴時也要注意是否有適度的彈性。

奶瓶哺乳的方法

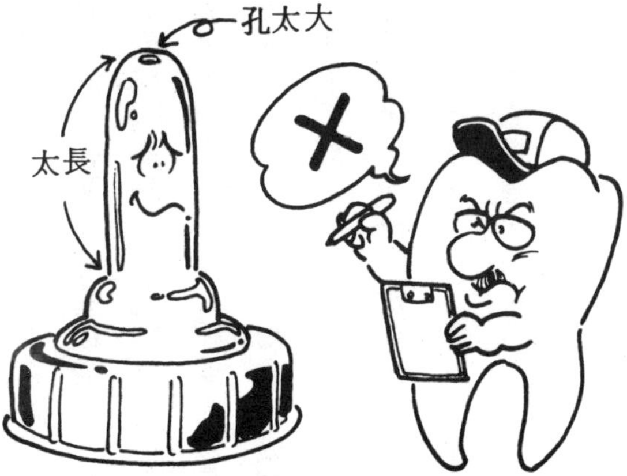

用奶瓶哺乳嬰兒時，最正確的方法是，讓嬰兒躺下，把奶瓶斜向嬰兒肚臍那一方。哺乳的時候如果把奶瓶拿得太垂直，往往易促使嬰兒把下顎前伸，而造成以後下部前齒突出的情形。

常可聽人說，用母乳哺育的孩子和用奶瓶哺育的孩子，他們的容貌是大不相同的。通常嬰兒在吸吮母乳的時候，嘴唇、舌頭、臉頰等各部分的筋肉都會發生運動作用，因爲臉部的筋肉經常運動，所以表情自然就變得比較豐富。

9 牙周病正逐漸地加速侵害幼童

最近似乎有越來越多的小學生都有牙根積滯齒石的現象。其中甚至也有罹患齒槽骨或齒根膜發炎等齒槽膿瘍前期症狀的孩童。

齒槽膿瘍是成年人較可能罹患的牙齒病，可以說是「牙齒的成人病」，一般說來，口中淨化作用非常頻繁的孩童是不太可能發生這種疾病的，可是罹患前期的齒肉炎或牙周炎的孩子，却有越來越多的傾向。

在十年前牙周病可說是絕無僅有的事，然而，在今天却儼然像流行感冒般地逐漸蔓延開來，這已經是令人心驚而不可不正視的一大課題了。

筆者曾在去年（一九八五年四月）對市內某私立小學的各學年兒童，做了口腔衞生狀態的調查。結果發現，幾乎每三名學童中就有一名學童牙齦出血、唾液含血的情形。

雖然有很多人認爲那是牙齒磨擦而造成的正常出血，但是，那次的調查並不是在吃東西後或牙齒刷磨後，而是在平常一般情況下檢查的。測驗的方式是讓孩童口含類似石蕊試紙的紙，觀察試紙的顏色變化以判定出血量的多寡。

僅在平常狀態下就出了這麼多血，不禁使人驚懼到現在孩童的牙齦已經到了比「咬啃蘋果就會出血」還要脆弱的程度了。

請不要再認爲「這不過才只流一點血而已嘛」而等閒視之，這已經是一種「病」了！因爲正常的牙齒不管是啃咬蘋果或刷洗都不應該有出血的現象才對。

爲什麼牙周病會這樣猖狂地蔓延呢？簡單地說是由於口腔不潔的緣故。幾乎所有的病例都是不潔性的齒肉炎。

而食物就是造成口腔不潔的原因之一。換句話說，就是孩子不細嚼食物或常吃不需咀嚼的食物。另外很少刷牙或刷牙的方法錯誤等，也是很重要的原因。

口腔不潔再加上錯誤的刷牙方法，當然牙周病的患者就越來越多了！

就像肥胖、糖尿病、高血壓等成人病逐漸低年齡化的傾向一樣，以前被認爲是齒科成人病的齒槽膿瘍，現在居然也有發生在孩童身上的病例了。這實在是值得我們多加深思注意的。

10 十四到十五歲前是預防蛀牙的關鍵時期

近來大家都認爲孩童的蛀牙現象已經減少了。的確，乳牙的蛀牙情形確實是減少了許多，可是，恒齒發生蛀牙的比率卻不見得有減低。據統計，中小學生中得蛀牙的比率是九三％，蛀牙的罹患率簡直是高的嚇人。

在此有一點必須要向大家强調的是，「蛀牙就是孩子的疾病」。幾乎所有的人在孩提時代都會罹患痲疹或水痘之類的疾病，且要是孩提時代沒罹患這些疾病，則往後的日子仍有發生此病的可能，但蛀牙的情形就不一樣，假如孩提時代沒有，以後就可倖免。

人出過一次痲疹後，終身就可免疫，蛀牙卻不同，人一旦有了蛀牙，不但不可能自然痊癒，而且還會日益惡化，使人飽受困擾。像有些到了成人以後才發生疼痛的蛀牙，那幾乎都是在孩提時代早就形成，蟄伏著沒被發現的「舊疾」罷了。

由於，乳牙和恒齒在剛長出的二年內都很脆弱，沒有抵抗力，所以幾乎所有的蛀牙都是在這個時期發生的。

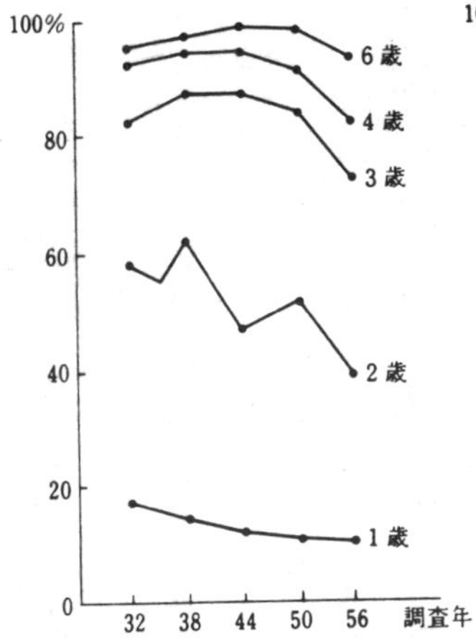

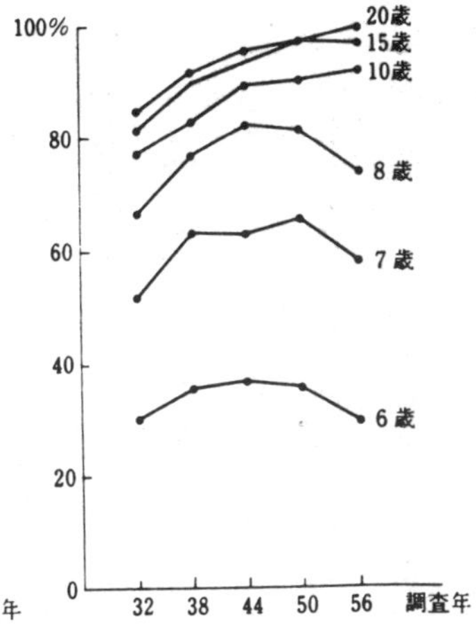

不過，我們也可以反過來說，假如我們在這個時期能夠仔細注意保健牙齒的話，那麼要避免罹患蛀牙也就很容易了。

因此，爲了要一生保有健康的牙齒，首先就是要確保乳齒的健康，然後再注意恒齒長成後的保健。乳齒換成恒齒的過程大概是從六歲開始到十二、三歲時，就可全部完成。所以，更明確地說就是，假如我們在十三、四歲前都能徹底做好牙齒保健，使牙齒不發生蛀牙，那麼往後的日子就可免受蛀牙的苦痛了。

萬一在這段期間不幸蛀了牙，就要及早徹底治療，這樣才可確保無患之憂。要是過了這個時期（十三、四歲）才發現蛀牙或才去治療，那麼效果可能就要事倍功半了！

11 柔軟食品是牙病的元凶

現在的孩童都是儘吃一些柔軟的食物，殊不知這種柔軟物正是導致牙齒發育不良的元凶。

根據日本學校伙食研究會在一九八一年的調查指出，日本的學童最喜歡的食物是咖哩飯；第二喜歡的是炒麵；第三是漢堡；第四是義大利麵；第五是燉燜的食品，這些全都是屬於比較柔軟的食品。

在理由的調查中，有些孩子也明確地指出那是因爲這些食物「簡單而且容易吃」、「是屬於糊狀容易下嚥」「因爲不需費力咀嚼」等，因此，從這裏我們便可很清楚地了解，現在的孩童是「比較喜歡食用柔軟的食品」。

那麼老是食用柔軟的食物，到底會怎樣呢？例如我們一直都餵攪得稀爛的食物給一條狗吃，那條狗最後一定會發生蛀牙或齒槽膿瘍的現象。

孩童最喜歡的伙食

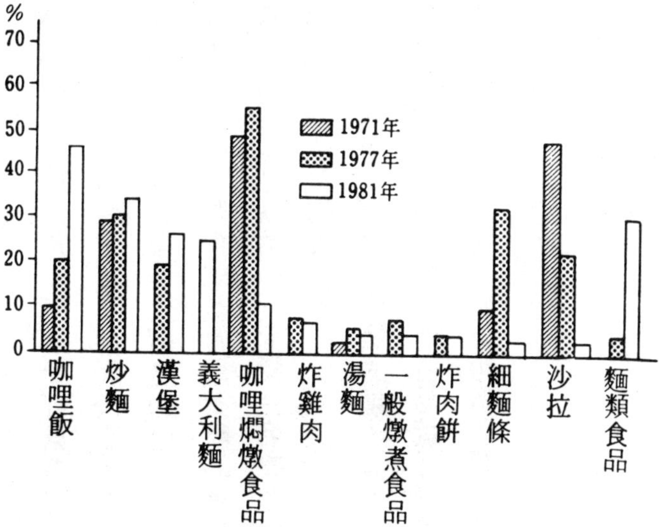
%
70
60
50
40
30
20
10
0
1971年
1977年
1981年
咖哩飯
炒麵
漢堡
義大利麵
咖哩燜燉食品
炸雞肉
湯麵
一般燉煮食品
炸肉餅
細麵條
沙拉
麵類食品

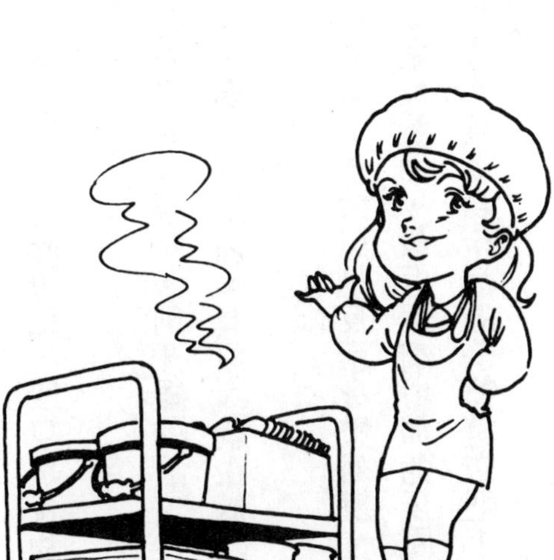

最近就有一名老外抱著他的狗來找我，要我爲他的愛犬剔除齒石。雖然我以不是獸醫爲由而加以拒絕，但由此可見美國人對牙齒保健的重視。

日本最近也出現了專門替別人的寵物醫牙齒的獸醫，由此可知，單只是食物的改變，動物的牙齒也會發生病變的。

人也是一樣，如果老是食用柔軟的食物，没有機會去啃咬，則牙齦就缺乏鍛鍊，因而很容易發生疾病。前面說三名學童中就有一名牙齦出血，其原因就在於學童們儘是吃一些柔軟的食物。

外國有人說：「口是疾病的鏡子」，認爲口腔具有能敏感地反應身體病變、異樣的雷達那樣的功能。而在最容易接受影響的孩童口腔中，最近逐漸增加的牙周病或牙齒發育不良的情況，應該可以說是一種對現代不良飲食生活的一種警告吧！

蔬菜水果的食物纖維含量

	食物纖維（DF）	粗纖維（CF）
蘋果皮	1.80	0.56
蘋果肉	1.33	0.56
菜豆	1.28	0.77
紅蘿蔔	1.16	0.67
高麗菜	1.12	0.57
茄子	1.11	0.51
青椒	1.10	0.72
葱	0.99	0.62
萵苣	0.95	0.49
橘子（去皮）	0.94	0.27
白蘿蔔	0.89	0.52
蕃茄	0.86	0.33
小白菜	0.84	0.44
洋葱	0.80	0.54
芹菜	0.71	0.52
柿子	0.67	0.22
小黃瓜	0.64	0.41

※蛀牙越多的孩子越不喜歡吃蔬菜，根據餵纖維素（食物纖維的成分之一）給老鼠吃的實驗中得知，纖維素具有預防蛀牙的效果。

12 食物纖維可以增進牙齦的健康

給孩童吃高卡路里（高熱量）的食物，也會剝奪孩童咀嚼的機會。因爲食物的熱量高，少量的攝取就能獲得足夠的營養，而吃的食物一少，當然啃咬或咀嚼的次數也相對地減少。

因此我經常向陪孩子來看牙病的父母建議，要他們讓孩子多吃一點富含食物纖維的食物。例如像乾燥的薯類食物。

可是有些父母却認爲「那種東西看起來很不乾淨，而且又不容易消化……」而不接受建議。這些人的觀念好像認爲只有那些容易消化又有營養的東西，才算是食物。

另外，像海苔、菠菜、大豆、高麗菜等食物纖維多的食物，很難嚼，有助於强化牙齦的功用。所以只要每天多吃這些食物，牙齦自然日益强壯起來。

前面說過，經常咀嚼富含纖維的食物，就能促使支撐牙齒生長牙根的齒槽骨活性化，且健全地成長。

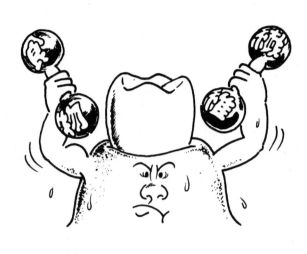

這個齒槽骨就好比是土壤，從這土壤中會長出牙齒。而這土壤的肥料就是來自外部的適度刺激，所以咀嚼食物纖維，可以說是給齒槽骨的土壤施肥一樣。

食物除了營養與否外，還具有軟硬的物性，因此，當您吃魚丸和蘿蔔時的感覺，應該是不一樣的。此外，食物的組織也有粗細之分，吃起來的質感也就各有不同。相對地，嘴在吃食物的時候筋肉的動作也不一樣，爲了要讓齒槽骨正常而良好的成長，多吃富含纖維質的食物是非常重要的。

因此，今後給孩子的食物除了要考慮營養和消化的問題外，還必須注意是否能具有促進咀嚼的功能才可以，千萬記住，太容易食用的食物，有時反而會使孩子的牙齒「發育不良」。

13 常吃零食會導致蛀牙、牙周病

根據調查，那些患有嚴重蛀牙的孩童似乎都很喜歡吃零食，而且所吃的零食，大多是速食的油炸食品和富含高糖份的糖果、糕餅居多。

從附圖①中我們就可看出，蛀牙多的孩童，幾乎不吃蔬菜，而且對蛋白質或脂肪類的食物也很少攝取，但對糖分卻情有獨鍾，他們的飲食生活可以說是非常不均衡。

此外，飲食的時間也很不規則，經常是一邊看電視一邊看漫畫，一邊則拿著糖果糕餅大吃特吃。

像這種飲食情形，當然就很容易引起蛀牙或牙周病了。因爲這些孩童的口腔內，隨時都是處在要引發蛀牙的狀態中。

通常吃了甜食一分鐘後，口中就會分泌出乳酸，而必須等到二十分鐘後，口腔才能恢復中性的狀態。在這二十分鐘內，就很容易招致蛀牙的狀態，因此，如果不

圖①嚴重蛀牙孩童的飲食狀況表

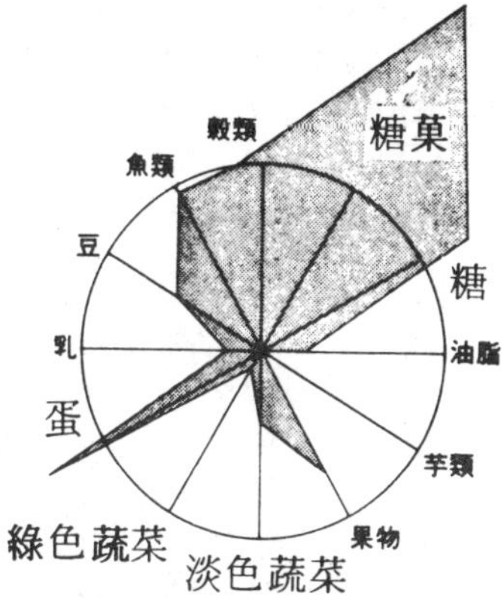

圖②有蛀牙的孩童，
一天熱量的攝取比率

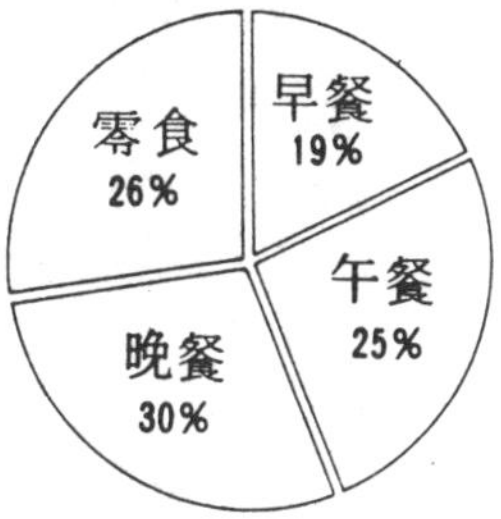

斷地吃零食，這種危險的狀態相對地就會一直延長下去。

　吃太多的零食，結果使正餐吃不下，而造成營養攝取不均衡。

　患有蛀牙的孩童從零食中所攝取的熱量，如圖②所示，顯然已經超出一天所需熱量的四分之一以上，幾乎超過正餐了，通常零食的熱量，最多還是以不超過一天總攝取量的一〇～一五％。

　零食是牙病的根源，最好是完全加以戒除，要是戒除不了，至少也必須想一個有效的對應之策。例如，吃完零食之後，最好要漱口，並將夾在牙縫的食物渣剔除乾淨，或做口中消毒等，這些方法都可以使口中保持一定程度的清潔。

14 甜食是破壞牙齒的殺手

人出生以後，最先記住的味道就是甜味。這是因爲在母乳中含有微淡的乳糖。嬰兒喜愛糖液甚於水，其中對於甜味重的蔗糖或果糖，則又比甜味輕的乳糖或葡萄糖更喜歡。人是生來就喜愛甜蜜事物的！

人愛甜食但口腔內的蛀牙菌却又更甚之。它們會以糖分爲飼料，不斷地生長繁殖，最後造成蛀牙，引發齒槽膿瘍的情形。

甜食會助長蛀牙菌，這是衆所周知的，可是平均每人每天却仍攝取大約六〇公克的砂糖。又愛吃甜食又害怕蛀牙，對於愛吃甜食孩童的父母來說，這委實是一件令人相當苦惱的事。

想要預防蛀牙，最好是全面禁食甜食，要不然，最起碼也要做到節制的限度，這樣才有效果。

至於糖分的攝取要節制多少才算理想呢？據統計是每天最好不要超過四〇公克

糖果對牙齒具有比蘋果强 100 倍的溶解作用

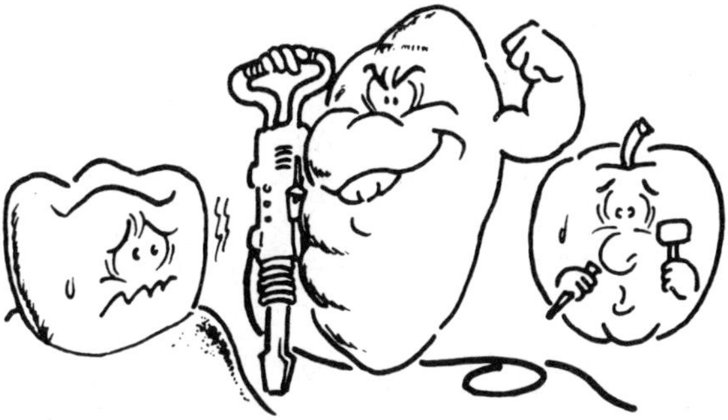

。

從嬰兒到幼兒（約到二、三歲）時期的飲食中，平均每天大約有一〇～二〇公克的糖分，所以如果要給小孩吃糖果時，其含糖分最好每天以二〇～三〇公克爲限。

另外要吃甜食，最好是在餐後吃，這樣對牙齒比較好。因爲餐後，口腔內除了留有糖分外，還有蛋白質和脂肪等成分，所以糖分就會被分解，可以使造成蛀牙原因的酸的合成作用受到破壞或減弱，並且這時口中唾液的分泌也又快又多，可以防止甜食的侵害。

15 現代孩童的牙齒是否在退化呢？

或許飲食西洋化也有關連吧！最近的女孩似乎發育得比較早，有人在十一、二歲就出現了初潮，身體的發育也顯得比以前好。女孩如此，男孩也是一樣，整體上看來，現在的孩子是長得比較快，比較早熟。

可是，牙齒的發育却反而比以前慢。到底這是意味著進化還是退化呢？當然這並不能以偏概全，但我們却不能不承認一個事實，那就是，人體中牙齒的成長和身體的成長是成反比的，有越來越「晚熟」的現象。

我個人認爲就人體所有系統發育來說，人類的牙齒是一直在退化的。但至於爲什麼會退化這就很難說了，總之，現代孩子的牙齒不但長得不好，而且成長的速度也很慢。

第六章　無醫自通的牙齒保健法

●正確的刷牙方式

1 刷牙必須要有方法

前面我們說過，牙齒有了異樣却漠不關心，以後一定會受到加倍的禍害，而且甚至危及性命。那麼我們應該怎麼辦才好呢?其實答案很簡單，只要好好刷牙就可以了。

或許大多數的人聽我這樣說都會認爲「這哪有什麼困難，我每天早上都有刷牙的習慣呀!」其實在很多人的心理早就堅信「只要刷牙就不會蛀牙」的觀念。可是，正因爲這個「刷牙萬能」的崇拜，反而使我們忽視牙齒的狀況，而造成蛀牙和齒槽膿瘍的發生。

一九七三年，在英國的威爾斯和英格蘭兩地，對一萬三千名的兒童做刷牙效果調查，結果一天刷三次牙的兒童中蛀牙的發生率有七二%，而一天只刷一次牙的兒童中却有七一%的蛀牙罹患率。兩者僅差一%，但意外的是刷牙次數越多的兒童，蛀牙的發生率反而越高。換言之，刷牙是無法預防蛀牙的。

當這份調查報告發表以後，給那些堅信「只要叫孩子刷牙就不會有蛀牙」的父母，無異是當頭棒喝。可是，我聽到這則消息以後，却有與我心有戚戚焉的感覺。

因爲，像一般人每次只做二～三分鐘的刷牙方式，是很難達到預防牙病的效果。事實上，有效果的刷牙方式是必須講求①刷的方法②刷的方向③刷的時間，惟有這三點都確實做好，否則「隨便刷一刷」說不定還會「刷」壞牙齒。

2 正確而且有效的刷牙方法

我每天都是在晚上吃完晚飯，休息的時候才刷牙的。通常我都是一邊看電視或聽音樂，一邊刷牙。並且在家裡的每個房間裡，我都隨時準備著幾支乾淨的牙刷和衞生紙，以便隨時隨地都可以享受到一邊做消遣，一邊刷牙的樂趣。

有效的刷牙方式首先就是要養成喜歡刷牙的習慣，接著就是要選用合適的牙刷。這一點您可以把各種形式的牙刷都買回來（畢竟牙刷並不貴）試用看看，就不難找到合適的了。如果您也像我到處都備放的話，那麼不妨選擇顏色不一樣的，交互使用，這不但可以調節情緒，而且也使生活更富有情趣和樂趣。

再來就是要講求刷牙的方法。一般刷牙的方法有左右磨擦法和上下橫刷法等八種，您可隨心所欲任選或混合著做，以我個人爲例，我則喜歡採用左右磨擦法來刷牙，這個方法對去除齒垢和預防齒槽膿瘍，效果很好。

採行這個方法首先就是握住牙刷柄，使牙刷和齒面成直角，然後用力輕壓牙刷並左右來回刷動一〇～二〇次，接著再每顆牙齒仔細刷磨。嚴格說來，要把全部的牙齒都刷洗乾淨（把齒垢全部刷落），大概要二〇～三〇分鐘。不過要是您是邊看電視或邊聽音樂邊刷牙的話，就不會覺得二、三十分鐘的時間有多長了。

刷牙完畢後，用舌頭把所有牙齒舐舐看，就可發覺牙齒不再有黏滑的感覺，而且讓人覺得有一種無可言喻的舒服感。

牙刷對牙齒適度地刺激，不但有清醒頭腦的作用，而且也有恢復疲勞的效果。因此，每天一次的刷牙，對我來說，毋寧是一種享受，即使是出外旅行的時候，我也不會忘記要享受這種刷牙的樂趣，而在行李中準備幾支心愛的牙刷。

3 容易積聚齒垢的地方要做重點刷洗

要使刷牙收到最高的效果，就是對容易發生蛀牙或齒槽膿瘍的地方要做重點式的刷洗。也就是，我們必須事先了解容易發生齒石和齒垢的地方。

通常齒石和齒垢的顏色和牙齒的並無兩樣，一般人只用肉眼觀察是很難覺察到的，而且其藏匿的地方也因各人的齒列和齒質而有所不同。不過原則上還是有規則可尋的。

首先就是牙齒和牙齦的連接處，這是最容易積聚齒石和發生齒槽膿瘍的地方，所以也是最需要實施重點刷洗的部位。另外牙齒和牙齒的鄰接面也很容易積聚齒垢，尤其是位在內面的齒溝更是需要注意。

接著，下前齒的裏側和上內齒與臉頰內側接觸的部位，也很容易積聚齒石，是必須加以徹底清洗的地方。

容易積聚齒石和齒垢的部位，恰巧都是牙刷比較難刷洗到的地方，因此要把牙齒徹底地刷洗乾淨，絕對不是隨便刷洗二、三分鐘就可以辦到的事。

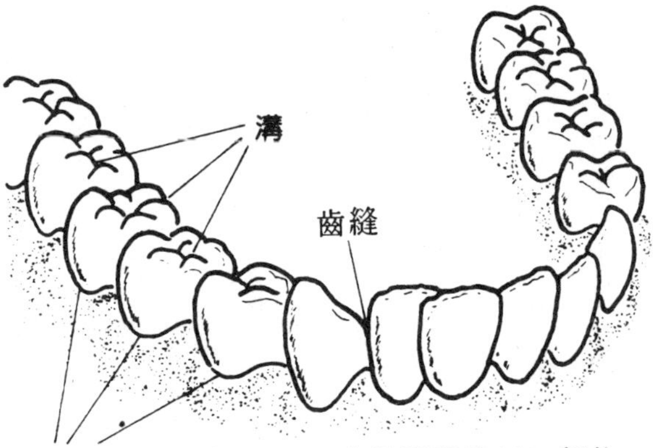

容易積聚齒垢的部位

尤其是齒石塊非常地堅硬，要想讓它脫落，是很費周章的，除了必須延長刷擦的時間外，更必須要有正確的刷牙方式，所以牙刷的使用方法是很重要的。

一般人刷牙大都是上下、左右各刷二〇秒地反覆刷著，其實這是很難將齒石和齒垢刷落的。

像我都是一律用磨擦法，輕輕用力地把牙刷壓接在容易積聚齒石和齒垢的部位，然後在該處做小幅度的振動刷洗，一顆一顆地仔細刷洗，這樣才有辦法將那些頑固的齒石和齒垢徹底地清除。

也惟有使用這種長時間的局部刷洗法，才能確實將牙齒刷洗乾淨，並預防牙病的發生。

4 最有效的刷牙法

刷牙主要的目的是要清除齒垢和齒石。目前少說也有十幾種刷牙的方法，不過我認爲最能達到清除齒垢齒石目的，而且任何人都做得來的是「摩擦法」。

這裡所謂的「摩擦」是指擦洗時用力擦的意思。磨擦式刷牙法是，當要刷洗牙齒的表側（牙齒與唇頰接觸的那一面）時，把牙刷成直角式地接觸在牙齒的側面，然後輕輕地按著，使牙刷的部分刷毛透進牙齒和齒肉之間，這時還會讓人有好像是牙刷的刷毛夾在牙齒間的感覺。

牙刷放定位後，就輕輕地用力讓牙刷做左右數釐米的來回移動（其實就像是小幅度地左右振動一樣），這樣積在牙齒和齒肉之間的齒石或齒垢就會被刷落。

尤其要注意的是，千萬不能大幅度地刷，因爲幅度太大就變成「左右橫刷法」。另外就是牙刷一定要確實放在牙齒和牙齒之間，並在該位置上做小幅度的左右振動，這樣才能發揮出「摩擦式刷牙法」的效果。

又，牙刷刷洗時不可以過分用力，以免刺傷齒肉。並且牙刷每次頂多刷洗二顆牙齒，每次至少要做二〇回的振動，然後再刷洗其他牙齒。

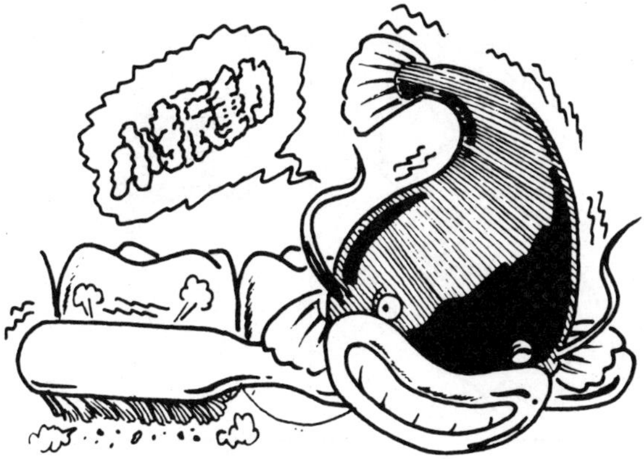

接著，在要刷洗牙齒的內側時，牙刷要斜貼在牙齒的內側，並同樣地做小幅度地左右振動。等要清洗前齒的內側時，牙刷就要拿直，牙刷毛的前端平面要接觸在齒與齒肉之間，若是上前齒則由上往下擦摩，若是下前齒則由下往上。

像這樣，每一個地方的牙齒都可以毫無遺漏地徹底刷洗到。不過到底是先刷外側還是先刷內側，這無一定限制，可隨各人喜好而調整，只要能將牙齒毫無遺漏地刷洗到就好了。

利用這種方法來刷洗牙齒，一次下來大概要花上二〇～三〇分鐘，如果您怕這太單調無聊的話，不妨也像我一樣，一邊聽音樂看電視，一邊刷牙，這樣時間似乎會比較好過一點。

摩擦式刷牙法的牙刷放置法

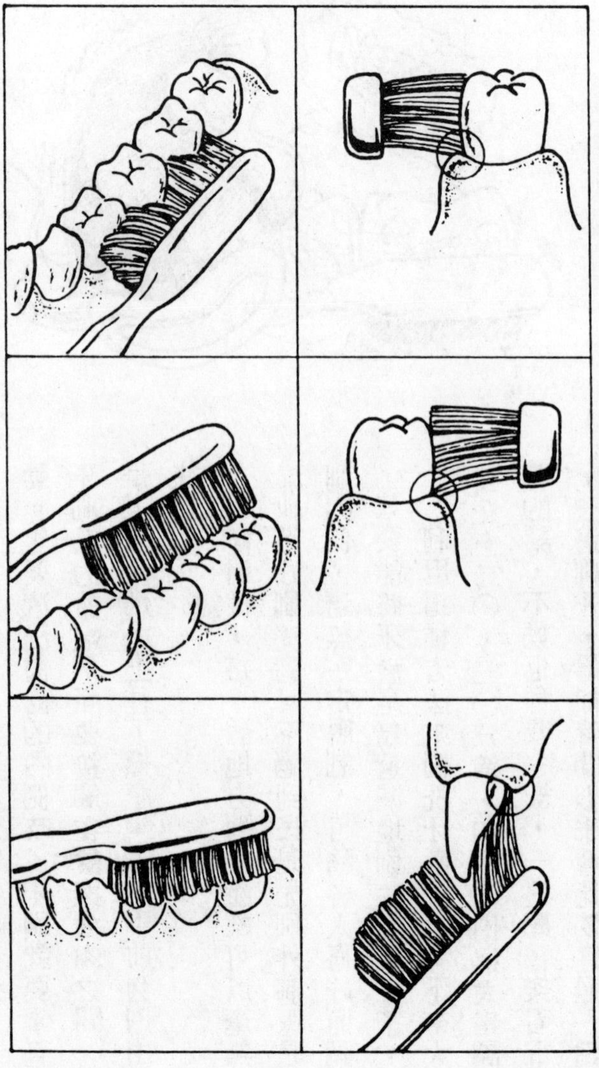

裏齒的外側

裏齒的內側

前齒內側

咬合面

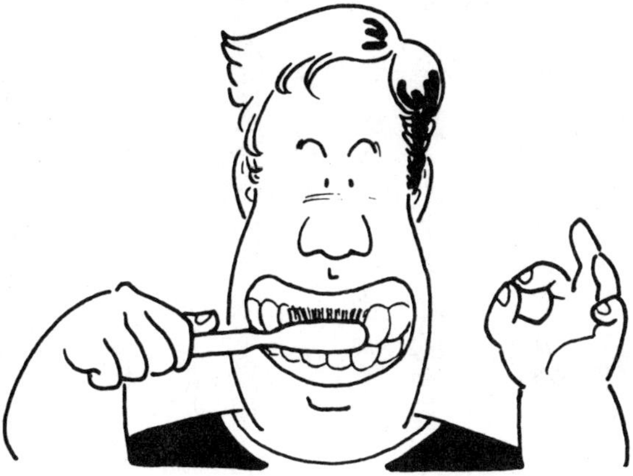

摩擦式刷牙法的要點

①使用的牙刷其刷毛要柔軟並使貼在牙齒與齒肉的連接處上

②刷毛只要輕輕貼住，不可太用力

③利用刷毛的彎曲程度，做前後 10 mm左右的移動，並且最好一次一顆地刷洗

△剛開始最好用軟毛的牙刷，輕輕地刷洗

△摩擦式刷牙法表面上看起來不像是刷牙，但事實上卻有驚人的效果

△實行這種刷牙法，可以一面看報一面做

5 牙刷也是影響刷牙效果的重要因素

刷牙有沒有效果這和牙刷合不合適是很有關連的。到底要選用什麼樣的牙刷才好呢？這也是個人喜好的問題，所以應該實際加以使用才知道。不過爲了要使摩擦式刷牙法發揮出更大的效果，最好是選擇具備下列各條件的牙刷：

牙刷的大小

一般販售的牙刷刷毛大致是長 30mm、寬 10mm。不過最好依個人的牙齒情形加以修整。刷毛的範圍太長則無法在口中自由活動，刷毛也無法正位地接觸在牙齒和齒肉之間。

嚴格說來刷毛範圍的長度是大約等於下前齒四顆牙齒的距離爲最標準。像孩童用的牙刷就很適合大人用。而且對那些患有牙疾的患者我也都建議他們把牙刷的刷毛修剪到像那樣的大小。

毛　足

市售牙刷的刷毛毛面有山型、波浪型。不過我認爲刷毛可以修短一點，整體的型則以平直型的最適合摩擦式刷法。

毛　束

毛束的列數不要太多，否則不但不好刷洗，而且清洗後也很不容易乾燥。一般以三列毛束的牙刷爲最適當。

材質、硬度

只要是尼龍製品的就好了，並且最好是柔軟有彈性的比較好。刷毛太硬往往會刺痛齒肉，但對去除齒垢却很有效果。已經有牙疾或剛開始實行摩擦法的人，最好還要選擇刷毛柔軟的牙刷。

另外，每天都使用的牙刷，應該每個月換新。或看到刷毛變形，彎曲時就要更換新的。牙刷本來就是一種「消耗品」。

6 只要有一支牙刷就可以刷牙

實行摩擦式刷牙法時，只要有牙刷和衞生紙就可以了，至於牙膏、牙粉之類的東西則可省略不用。

不過如果是在早上起床後的刷牙，使用一點牙膏、牙粉，確實會使人感到神清氣爽，無異是一種「清爽劑」。事實上用不用牙膏對刷牙的效果並沒有多大的影響，因此，如果過分相信那些刷牙劑的「廣告功能」，而不仔細刷牙，還是會造成牙疾的發生。

像刷牙劑中就有一種專門可以去除香煙油漬的牙粉。這種牙粉顆粒很粗，雖然對去除抽煙後積聚在牙齒上的煙漬很有效果，可是另一方面，牙齒却也會被迅速地磨損，這樣不但無法預防蛀牙或其他牙病，反而容易把牙齒損壞掉。

卽使現在的廣告宣傳說得再天花亂墜，其實還是沒有一種可以做爲治療蛀牙或齒槽膿瘍特效藥的刷牙劑，刷牙劑的最大功用，還是在清爽口腔或暫時消除口臭罷

我的牙刷

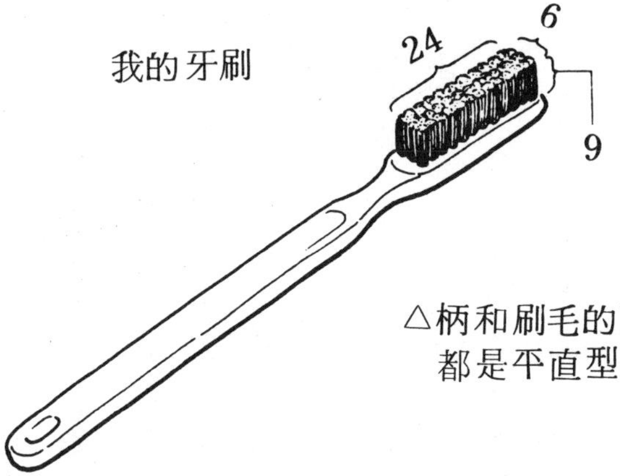

△柄和刷毛的面都是平直型的

了。

要想清除齒石和齒垢，終究還是需要靠牙刷孜孜不倦地刷洗，否則至少在目前是別無他法。

牙刷在口中移動時，那種刺激會使唾液大量地分泌出來，這時就請把唾液吐在衞生紙上。所以只要有可處理唾液的紙（或其他用品），那麼刷牙就可以無所不在，可同時看電視聽音樂等，而不一定要侷限在盥洗室了。

又，因刷牙而使唾液大量分泌出來，這也會使腦細胞的活動變得活潑，所以正在準備考試的人，有空就多刷牙，照理說應該是可提高讀書效率的。

7 摩擦式刷牙法可治齒槽膿瘍

假如每天都實行正確的摩擦式刷牙法來刷牙，那麼一定可以治好中程度的齒槽膿瘍的牙疾。例如在我的醫院就職的一位齒科助理就是這樣的例子。

另外在一家大貿易公司當主管的A先生（四七歲），因其孩子常來我這裡看牙齒，有一次，他請我順便爲他清除齒石，這時我才嚇了一跳，A先生整潔高尚的外表，是堂堂一流的人士，可是他的牙齒却並不如此，不但積滿齒石、齒垢，相當污穢，還有輕微的齒槽膿瘍的症狀，而且牙齒上還結有黑色的斑痕，可以說已經髒得令人作嘔了。

因此我就建議他採用摩擦式的刷牙法。五個月後，A先生的牙齒竟然煥然一新，不但齒石沒有以前那麼多，齒槽膿瘍的現象也治癒了，牙齒上的那些黑斑也消失不見了。據A先生告訴我，他每天都是利用洗澡時，一邊泡熱水一邊刷牙的。

從A先生的例子中我又得到了一個事實，那就是單只一支牙刷不但能治癒齒槽膿瘍，而且還可以清除牙齒的黑色斑痕。

由此可知，要說刷牙有沒有效果，那就要看刷牙的方法是否正確，及刷洗的時間夠不夠長了。

8 每天最好做20～30分鐘的刷牙

有很多人，每天早上一起床就刷牙。雖然這是一個好習慣，可是就刷牙是要清潔牙齒的這個意義來看，晨間的刷牙，似乎並不會有多大的效果。

一般說來最理想的刷牙方式是三三式，就是每天三餐飯後，三分鐘之內就要刷牙，每次刷三分鐘。

因爲口中吃過食物後，大約經過三分鐘後，食物中的糖分就會開始發生代謝作用，迅速地製造出强酸，形成開始危害齒質的狀態。因此，假如在飯後三分鐘內刷洗牙齒，這樣就可以及時消除這種不良狀態的產生，而達到牙齒保健的效果。

可是，每天三餐飯後要刷牙，這實行起來，是有所困難的，而且每次都至少要刷三分鐘，這有時也會使人感到意外的漫長。據調查，幾乎大多數的人，每次刷牙的時間大約都只有二〇秒而已。

假如說不採用三三式的刷牙方式就無法保健牙齒的話，那麼像我所說的那種一

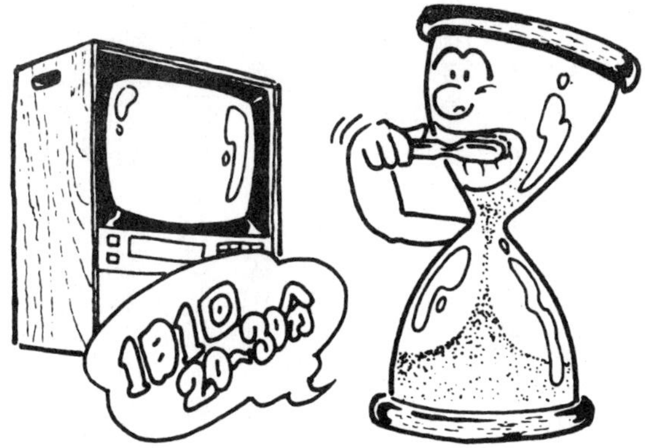

天刷一次牙，每次刷洗二〇～三〇分鐘的方式應該不會有效果才對吧！可是前面我們也證實了只要刷洗的方法正確，則儘管一天只刷一次牙，還是十分有效果的。

蛀牙菌以糖分爲食物繁殖成群，聚集在牙齒上，然後其他細菌再附着其上，彼此相互混合，最後變成齒垢，這個過程需要經過二十四小時，所以假如一天刷洗一次，用摩擦式刷牙法仔細地刷洗，還是可以預防蛀牙和齒槽膿瘍等牙疾的發生。

不過，再怎麼頻繁而又仔細地刷牙，多少還是有遺漏的情形，爲此，一年至少要接受三～四次的牙齒檢查，這樣對牙齒的保健就可萬無一失了。

9 吃東西後漱口也有效果

如果您要徹底地做好牙齒的健康管理，就要實行每天三餐後馬上做三分鐘的刷牙。剛吃完東西就刷牙，事實上是最有效果的。

但實際做起來卻是很難做到的。卽使只要求早晚二餐餐後要刷牙，這已經就夠令人厭煩了，再說像出外旅行或參加宴會，一吃完飯，也沒有人敢當著衆人的面前ㄑㄧ　ㄔㄚ　ㄑㄧ　ㄔㄚ　地刷牙呀！

再說如果要强制孩子做這麼頻繁的刷牙，有時說不定會引發他的叛逆心理，以後變得不刷牙。

因此，這裡倒有一個折衷的辦法，就是吃完東西後（餐後）就用茶水漱口。

有人從外面回來時或吃飯前都要漱口，但在餐後却不漱口；更有某些人早上起床記得要刷牙洗臉，但吃完早餐後卽使口中充滿食物的氣味，也不見得會去漱口。

這眞是很出人意外的。吃過食物後，口中充滿卽將分解或酸化的食物的氣味，

清潔方法的效果

（○可清除　△稍微可清除　×無法清除）

污穢＼清潔用具	漱口	水流式洗淨器	機械砂輪
齒石	×	×	○
齒垢	×	×	○
食物殘渣	○	○	○
▲沈澱物質	△	○	○
▲▲黑斑	×	×	○

▲沉澱在接近齒肉的牙齒部位上的物質。
▲▲食物中的色素或金屬和口中的細菌再加上唾液的成分，混合而沉澱在牙齒表面的污點。

爲了牙齒的保健，這時候最好是刷牙或用茶水漱口，可是不知怎麼搞的，有些人卻偏偏是吃前漱口而吃後不漱口。

尤其是在外面吃飯，幾乎所有料理的調味都比較重，有的甚至還加糖，不過還好現在上館子吃飯都會附送茶水，只要飯後喝一點茶水，照樣還是有清潔口中衞生的作用。

不過，不管是漱口還是喝茶，雖然多少可以沖洗掉食物的殘渣或積在齒垢中的食物酸，但卻無法完全沖除齒垢。因此，漱口的功用還是比不上刷牙來得有效，所以卽使有吃完東西就漱口的習慣，還是不可因此而不刷牙。

10 利用染出劑來檢查刷牙是否正確

有些人雖然很注重刷牙，而主張每天都必需刷牙，可是在專家的眼裡看來，有很多人的刷牙方法却不見得很正確。畢竟附着在牙齒上的齒垢和齒石，不是隨便就可以清除掉的。

而自己要確認牙齒上是否有這些頑强的病菌，最簡單的方法就是使用牙科專用的紅色染出劑。

這種染出劑會把齒垢的部分染成紅色，使齒垢很容易被查覺出來。染出劑有液狀和錠劑（丸粒狀）兩種，在一般牙醫處或藥房都可以買到。一般說來液狀的染出劑染得比較清楚，而丸粒狀的則比較方便使用。

有了染出劑後，請依照下列順序來做檢查：

①把一粒染出劑錠放在口中仔細地咀嚼並使溶解在唾液之中，再用舌頭把它塗抹到牙齒上（正反兩面及側面）。如果是使用液體染出液，則使用棉花棒塗抹。

②接著用水漱口一～二次。

③對著鏡子張開嘴巴觀察，如有齒垢，該處一定會被染成紅色。

造成齒槽膿瘍與齒石的原因

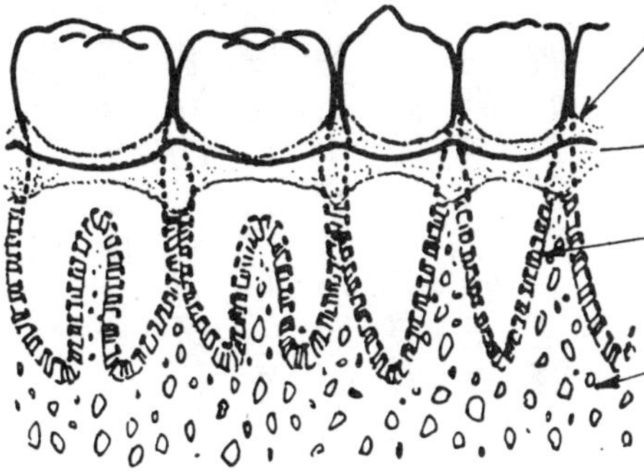

齒垢染出劑內是使用紅色的食用色素（紅色三號），雖然這種色素可以添加在食物上，但最好還是要注意儘量不要吞入腹中。

另外，使用齒垢染出劑後，牙齒表面會呈現一層薄薄的粉紅色，那是原本就覆蓋在牙齒表面的有機膜，而不是所謂的齒垢。眞正的齒垢經染出劑染過以後呈現赤紅色，您只要用牙籤之類的東西把齒垢剔出一點，放到顯微鏡下來觀察，就可發現其中聚集著很多形狀不同的微生物。

牙齒的齒列每個人都長得不一樣，因此刷牙的方式和重點也就各有差別。爲了避免發生有刷洗不周或遺漏的情形，就要隨時使用齒垢染出劑來做確認。尤其是齒列不良的人，更是需要用齒垢染出劑，隨時改正刷牙的方法。

11 如何替三歲前的孩子刷牙

如果想要確保一生牙齒的健康，首先就是要做好乳牙的健康管理。換言之，乳牙的健康就是牙齒保健的第一道關卡。

「管它的，反正乳牙終究會脫落」，如果您有這種觀念而聽任乳牙發生蛀牙或其他病變，那以後長出來的恒牙不但齒列不艮，而且一生可能爲牙疾而苦不堪言。

而想要平安無事地衝過「乳牙保健」的這項關卡，最重要的還是要刷牙。一個出生不久的嬰兒是不懂得怎樣刷牙的，這時候的刷牙工作就必須仰賴大人的幫忙了！一般說來從〇歲到三歲之間的幼童都必須靠父母來做刷牙工作。

要做好對〇歲到三歲之間的幼童的刷牙工作，最重要的是要遵守下列各項要點：

●對〇歲嬰孩的刷牙法

在這時期的嬰孩雖然還沒長出牙齒，但每當他吃飽（餵奶）後，要讓他再喝一些溫（或冷）開水，這就相當於是做口腔的清潔。

出生七～八個月後開始長乳牙，這時就要訓練讓嬰兒習慣牙刷。每次餐後（餵

孩童的牙齒在發育過程中的現象

	現　　象	注　意　事　項
出生前	・幾乎所有的乳牙都已成形。	・要努力使牙齒長得強壯 ・要注意營養 ・注意不要生病 ・不可亂服藥物
乳兒期	・形成牙齒的新生綫 ・斷奶 ・恒齒開始長成 ・牙齒（乳牙）開始長出來（約7個月大）	・爲了牙齒希望能餵哺母乳 ・要愼重選擇斷奶食品，尤其不可讓孩子吃太多乳酸飲料。讓孩子在夜間吃乳酸飲料，勢必引起蛀牙。 ・做牙齒的定期檢查，開始實施預防措施。 ・注意餵奶的方法
幼兒期	・蛀牙的形成大約是在二歲以後。二歲兒(60％) ・恒齒開始長成，大致在幼兒期間就全部成長完成。 ・最容易發生含指頭習慣	・讓孩子記住正確的刷牙法 ・一定要做好牙齒的定期檢查。 ・有蛀牙一定要治療 ・要攝取有助於牙齒發育成長的營養 ・有關口腔的壞習癖（例如咬指頭）是造成牙齒不正咬合的原因，一定要努力改正。 ・要養成孩子咀嚼食物的習慣。 ・讓孩子吃一點可以讓牙齒咬的東西。
學童期	・第一大臼齒萌出，其他的恒齒相繼萌出。 ・乳牙恒齒交替 ・此時很容易發生齒列不正	・做好恒牙尤其是第一大臼齒的蛀牙預防措施。 ・時常接受檢查，注意使牙齒的交替能順利。 ・一發現有齒列不正的現象要儘早處置。

奶後）把牙刷放到他的口中三〇秒～一分鐘，然後再用專用的棉花棒或紗布沾溫開水，擦拭嬰孩的口腔。

要使孩子養成刷牙的習慣，最理想的方法是像這樣，從〇歲開始就訓練起。

●一歲時期的刷牙法

這是孩童開始模仿學習的時期，大人應該仔細地教他拿牙刷的方法和牙刷的移動法。

不過這時一定刷不好，父母最好還要再幫他把牙齒重新刷一次。

●二～三歲時期的刷牙法

是訓練幼童開始自己刷牙的時期。要教他認清特別容易累積牙垢的地方，並仔細地刷洗。

這時候並不需要太講求一定要採行什麼方式的刷牙法，最要緊的是要視其能力而定。又，如果刷洗不乾淨的地方，父母親還要再幫他刷洗。

●牙刷的挑選法

最重要的是要選擇適合齒型大小，刷毛富有彈性而又耐用的牙刷，以免使用時傷到幼童的嘴巴，牙刷柄則要以堅固並呈直綫型的最恰當。

母親如何替幼童清洗牙齒

讓幼童保持仰躺姿勢

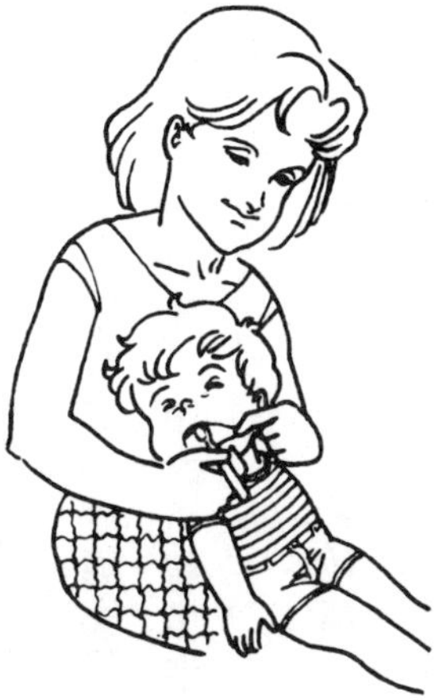

要垂直注視刷洗的地方

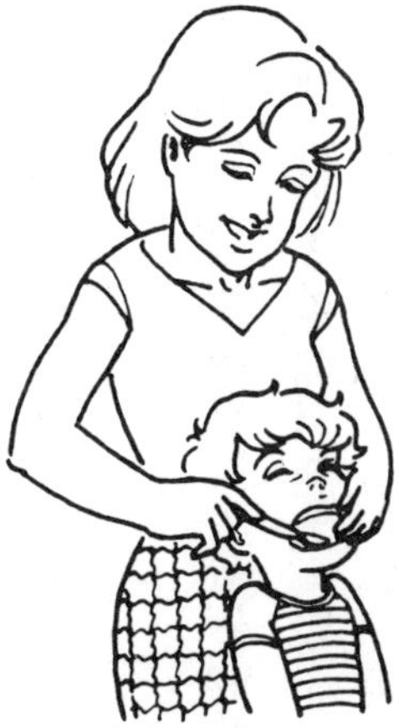

使用左手（刷下齒）

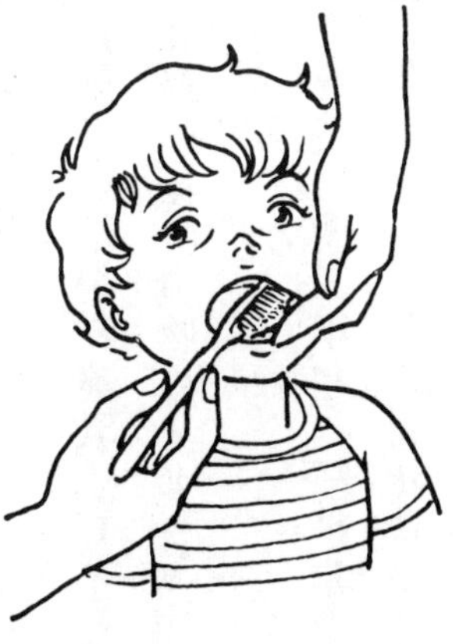

使用左手（刷上齒）

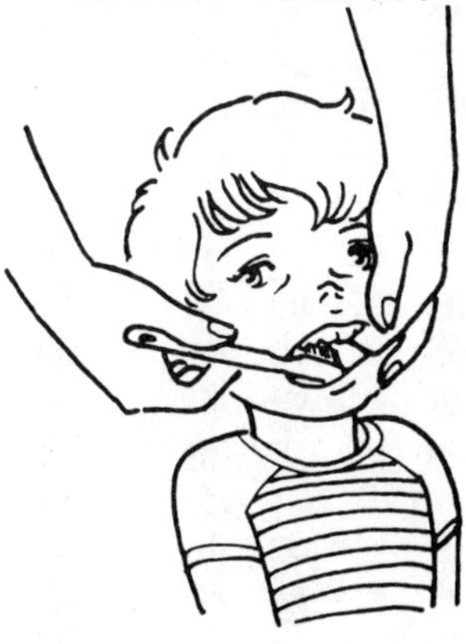

12 使用棉花棒和紗布替孩童做牙齒保健

前面說過，要一生都保有一口健康的牙齒，其秘訣就是不要讓乳牙有了蛀牙。因此，最重要的是除了要儘量避免進食易使牙齒變壞的食物外，並且還要隨時保持口腔內的清潔。

孩子在滿週歲的前後，乳牙大致都可長齊。牙齒長出後二年之內都是非常脆弱的，可以說正是最容易發生蛀牙的時期。換言之，從一歲到三歲之間就是牙齒保健的重要關鍵時期。

可是幼童自己並不會刷牙，所以要想渡過這個關鍵性的時期，就必須依賴父母的幫助了。

在牙齒還不能用牙刷刷得太激烈的時候，使用清洗乳牙專用的棉棒也很有效。使用的棉棒最好要柔軟而且粗大一點，這樣比較好刷洗，但要注意不可弄傷口腔。使用專門清洗牙齒的棉棒清洗牙齒。其效果比用普通的棉棒好。

另外，請用清潔的紗布來擦幼童的牙齒，以清除齒縫間的髒東西。尤其是在幼童吃完有黏著性的食物後，一定要用紗布將牙齒擦拭一番。

母親如何替幼童清洗牙齒

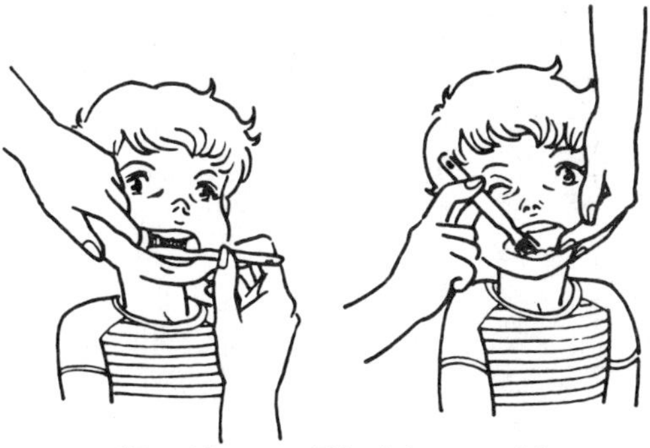

用紗布擦牙齒時，是把紗布捲在食指肚上（捲二層或以上），然後用溫開水浸濕紗布，再輕輕地擦拭牙齒的表面，把食物的殘渣或齒垢擦拭出來。

齒垢的顏色就像乳酪一樣，並且呈膠稠狀，是造成蛀牙的元凶，所以務必加以清除乾淨。

前齒和牙齦的交接處、齒縫、上下乳臼齒的齒溝、以及牙齒貼住臉頰內側的那一面等地方，都是極容易積聚齒垢的地方，所以尤其要重點式地清洗。

不管是要用棉棒刷洗或用紗布擦拭髒東西，如果把幼童的頭固定在兩膝的中間，那麼再裏面的牙齒也清洗得到。

假如孩子不乖乖地接受牙齒清洗時，大人就用兩腳輕輕地壓住孩子的肩膀，這樣清洗牙齒的工作就可很順利地進行了。

13 小孩子自己也會做的刷牙法

要叫一個二、三歲的幼童做摩擦式的刷牙法，那幾乎是不可能的事。一般說來要能確實做好這樣刷牙方法的人，至少也要中學或高中生以上。

因此，要教小孩刷洗最好是教他們比較簡單的旋轉法或滾轉法。前面說過，現在的小學生中，幾乎每三人中就有一人有牙齦出血的現象，也就是現在的孩童，其牙齦都很脆弱，稍微咬到硬一點的東西就很容易發生出血的現象。

壓迫式的刷牙法，兼有按摩齒肉和刺激齒槽骨的作用。因此可以減少那種因「運動不足」而造成牙齦脆弱的現象。

● **旋轉式刷牙法**

這是將牙刷放在牙齒上大幅度畫圓的刷洗法。刷洗牙齒的外側（與唇、臉頰接觸側）時，將上下齒輕輕地咬合，然後使牙刷的刷毛與齒面成垂直接觸，並迴轉式地邊畫圓移動牙刷摩牙齒。

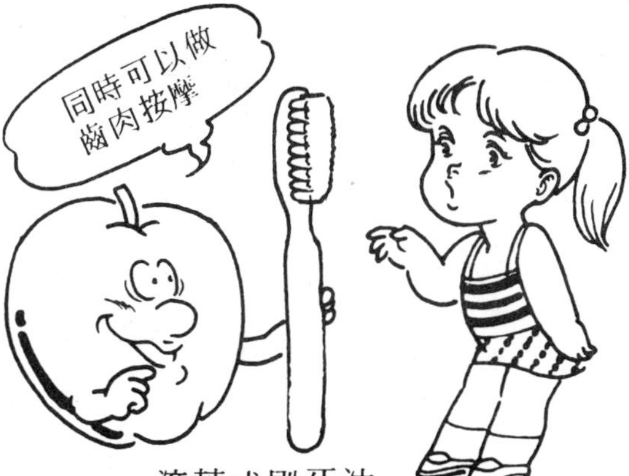

滾轉式刷牙法

要刷洗內側（與舌頭接觸側）時，將牙刷的刷毛靠放在牙齒的內側面，然後前後移動。這種刷洗的方法非常簡單，所以很適合初學刷牙的孩童採用。

採行旋轉式刷牙法，使用的牙刷以直條式而且刷毛柔軟的牙刷較合適。

●滾轉式刷牙法

這是利用牙刷側面來刷洗牙齒的方法。首先用牙刷刷毛的側面壓按在齒肉上，然後順著牙齒的方向（刷上齒則由上往下，刷下齒則由下往上）把刷毛轉成正面。

用這種方法刷洗牙齒，每一個地方大概要重覆刷十次。採行這種方法可以同時做到按摩齒肉和去除齒肉的雜物，對預防齒肉發炎有很大的效果。

通常小孩子在三歲以後，自立心會變得強烈，所以請誘導孩子自己刷牙，這對孩子的心理成長也是很有幫助。當孩子開始自己刷牙時，做父母的最好還是每天對他做一次刷牙的成果檢查，再替孩子刷一次牙。

這時父母可站在孩子的後面，用左手把孩子的嘴打開，右手像在握鋼筆那樣地握住牙刷，然後替孩子刷洗牙齒。

旋轉式刷牙法

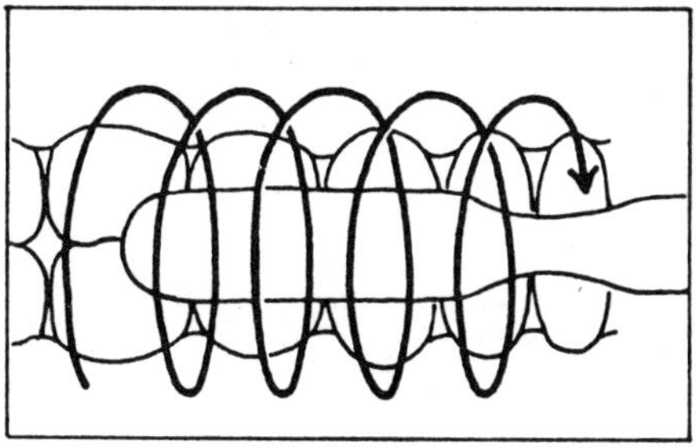

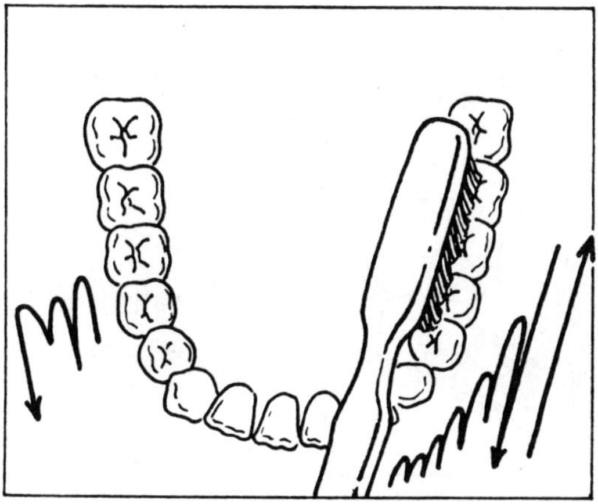

- 上下牙齒輕輕合住然後靠上牙刷。
- 牙刷的刷毛與齒面要成垂直接觸。
- 像在畫大圓圈那樣，一邊旋轉式地移動一邊摩擦牙齒。

滾轉式刷牙法

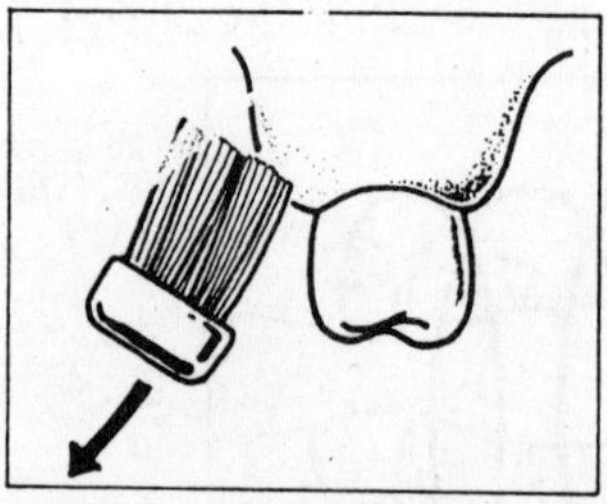

將牙刷的刷毛面靠在齒肉上

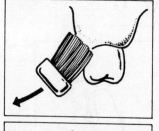

用刷毛的側面部份，稍微壓按齒肉。

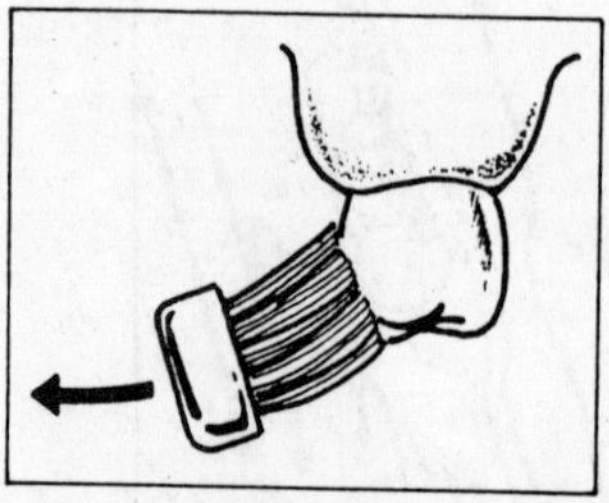

然後把牙刷向齒冠的方向旋轉

- 用刷毛的側腹壓按在齒肉上，然後順著牙齒的方向旋轉。即刷上齒時，牙刷由上往下轉，刷下齒時則由下往上。
- 刷洗最內面牙齒的咬合面時，要像挖出東西那樣地由裏往外刷。

14　訓練用左右手一起來刷牙

只使用同一邊的手來拿牙刷刷牙，常有刷洗不到的死角，而且使用的手不同，死角的部位也不同。單用右手的人，右側的側切齒和犬齒往往會刷洗不到或刷得不乾淨，而左撇子的人，則相反，死角是在左側。

這種現象，甚至在那些很重視刷牙並非常講究刷牙方式的人中，也經常出現。然而不管如何，有這種「缺點」而不加以改正的話，那麼不管採行再好的刷牙方法，都將會事倍功半。

因此，教導孩子刷牙，請讓他們學會左右手都能刷洗。左撇子的人，大都是左右手都會用，但用慣右手的人，其左手通常比較笨拙，所以特別要加以訓練。

不過，無論使用那一手來刷牙，除了容易變成死角的部位，其他的地方還是要一視同仁地刷洗。據說，使用左手的人，萬一發生中風，以後的後遺症，跟使用右手的人也是完全不同的。

15 每年要做三次的牙齒檢查

儘管刷牙的方法做得再徹底，有時也難保不會有遺漏之處，畢竟齒石、齒垢並不是那麼好對付的。

因此，爲了防止這種「漏網之魚」造成傷害，所以一定要做牙齒的定期檢查。一發現有積聚的齒垢或齒石，則馬上徹底地清除。做牙齒的定期檢查，最理想的是一個月一次，要不然，一年至少也要三、四次。

這樣做目的是在隨時做好牙齒的健康維護，並能適時發現牙齒的疾病，及早治療，以免疾病擴大，演變到不可收拾的地步。

前面我們說過，「乳牙的保健是一生牙齒健康與否的關鍵」，「十四～十五歲前是最容易患上蛀牙的時期」。由此看來，牙齒的定期檢查，對孩童來說，更是無比的重要了。

檢查牙齒時，至少要能做到下列各種檢查項目：

・清潔檢查

使用染出劑來檢查牙齒及齒縫間是否有齒垢、齒石，並及時加以清除，同時注意調整刷牙的重點。

・牙齦檢查

讓牙齒咬含石蕊試紙，調查唾液中的出血狀態，就可明白牙齦的出血狀態。

・RD測試

用特殊的顯示劑來調查口中齒蟲菌的含量，可以測知齒蟲菌的活動性和數量，藉以預測牙齒的發病。

・測試口腔中是否處在容易得蛀牙的狀態。

把定量的葡萄糖放入唾液中，看需要多久才能完全消化。從唾液對糖消化能力的強弱，就可以判斷出口腔是否處在容易發生蛀牙的狀態。

・預測齒列的形成

可以及早發現並輔助牙齒的正常發育。

・口腔機能測試

檢查舌頭的運動方法，飲水的方式是否正確，藉此診查舌頭運動的習癖。

16 如何自己做牙齒檢查

隨著文明的進步，人們對自我身體健康狀態的求知慾也不斷升高，最近甚至有利用電腦來作健康診斷的服務。在此，爲了讓各位讀者也能自我檢查牙齒的狀況，特別製成如下的一份「牙齒健康診斷表」。

對以下各項問題，如果自己覺得確有其狀者，請在號碼上畫「○」：

1. 冰冷食物會使牙齒刺痛。
2. 冷風會使牙齒刺痛。
3. 一刷牙，牙齒就痛。
4. 一咀嚼食物，牙齒就會疼痛。
5. 吃甜食時，牙齒會疼痛。
6. 吃堅硬的食物，牙齒就會痛。
7. 牙齒的洞孔一有東西塞進去時就會發痛。

8. 牙齒一敲打，就感到疼痛。
9. 季節一變化牙齒就會痛。
10. 人太疲勞時，牙齒就會感到上浮而且疼痛。
11. 無緣無故，牙齒突然疼痛。
12. 身體一暖和牙齒就會痛。
13. 最近牙齒才開始發痛。
14. 早上起床時感到口腔很苦澀或難過。
15. 口中經常發黏。
16. 冰冷食物會使牙齦發痛。
17. 熱燙的食物會刺痛牙齒。
18. 刷牙時有出血的現象。
19. 咬啃蘋果時會出血。
20. 牙齦一碰到外物就會發痛。
21. 牙齒上有齒石。

22. 牙齒和牙齦浮腫。
23. 牙齦發熱。
24. 肩膀發酸，就感到牙齒的周圍好像很沈重。
25. 牙齦的顏色很不好。
26. 有口臭的現象。
27. 被別人說你有口臭。
28. 牙齒一摸就會搖動。
29. 把牙齒由上往下壓，就會有下沈的感覺。
30. 牙齦鬆軟浮腫。
31. 一壓牙齦就分泌出像膿之類的東西。
32. 牙齒之間的縫太寬。
33. 齒列長得不好。
34. 上下前齒無法正常咬合。
35. 咀嚼食物時很困難。

36. 上下齒都無法正常咬合。
37. 有咬牙的現象。
38. 舌頭常處在上下齒的中間。
39. 有含指頭的習慣。
40. 有咬指甲的習慣。
41. 一張大嘴巴下顎就會發出聲音。
42. 一打哈欠下顎就會疼痛。
43. 經常肩膀酸疼、頭痛，尤其是後腦部酸痛。
44. 每天早上就感到下巴乏力。
45. 裝有假牙。
46. 裝假牙的地方會疼痛。
47. 有鑲牙。
48. 鑲過的牙齒會發痛。
49. 活動假牙合不攏。

50.說話咬字不清楚。

51.不敢在別人面前開口。

假如「○」越多的人，就表示其牙齒狀況越不好。當然有這種現象的人，最好趕快上牙科醫院做進一步的檢查。

第七章　咀嚼就是思考

●自己的牙齒自己來維護

1 咀嚼可以鍛鍊腦力

咀嚼一詞以英語來說是 chewing，chewing 也有深思熟慮的意思。亦卽是，好好地咀嚼就是好好地思考正如 chewing is thinking。

古時候的人從經驗裏得知，慢慢地咀嚼可以促進腦部發育，防止老化。而以現在科學的觀點來看，也是可以令人信服的。

咀嚼神經和腦神經中最粗大的三叉神經相連在一起，這麼一來，咀嚼的動作便刺激到腦神經，而牙齒在人體的感覺中是最敏銳的部位，連五〇分之一 m/m 的小骨也能傳達到腦部。而且，在咀嚼當中，能夠立卽把食物的味道、舌頭的觸感、溫度等情報傳送到腦部。

因此，人上了年紀漸漸不能咀嚼後，味覺似乎就變得昏潰不明了。因爲腦部再也不能接收到人的感覺中最敏銳的感覺時，昏潰不明便也是理所當然的。所以，爲了長生不老又腦筋清楚地健康過活，咀嚼的運動是非常重要的。

如前述所說的，慢慢地咀嚼可以促進腦部發育，因此，教育孩子好好地咀嚼是絕

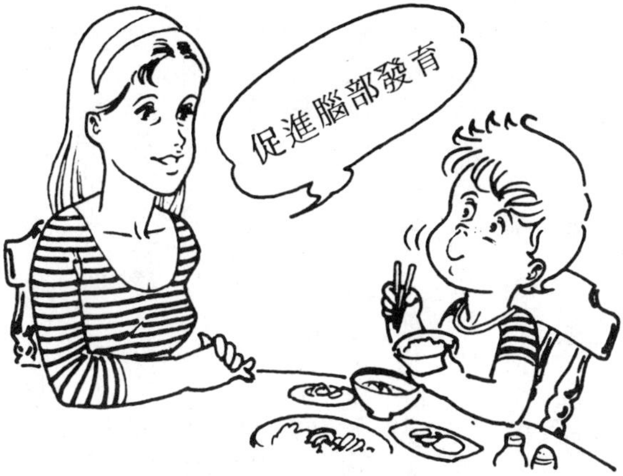

不可忽視的。

現代人從兒童到成人，幾乎都養成了「軟食」的習慣。因此，就忘了「咀嚼」的動作，其結果是造成牙齒參差不齊，牙齦軟弱，齒槽膿瘍的情形越來越多。在這個到處充斥著軟食的時代，應該重新再肯定咀嚼的重要。

2 維護健康由維護牙齒開始

健康不是上天所賜，而是由人自己維護而得來的。

人一天的活動，除了工作、飲食、遊玩，然後就是休息、睡眠。在這些行動的背後，操縱我們的，是人所秉持的人生觀、世界觀。當這些觀念正確，能夠好好地掌握住，維持均衡時，就是達到健康狀態了。

而在顧及牙齒的健康時，應該從人的整個生活行動來注意健康。

生活中占最大比例的是工作，很多在社會上工作的人，都認爲工作卽是生活。如果把工作從生活中除去，剩下的就等於零了。

但是，我却認爲，如果除去工作後的時間所剩不多的話，是絕對不可以的。因工作只是人類生活中的一部分而已，人的生活內容要是多采多姿，工作自然也就豐富了。只是，令人遺憾的是，很多人都認爲工作本身就是人生，這麼一來，生活便失去了均衡，失去了健康。

人必須認清正確的人生觀後，才可以談到維護身體的健康。

而牙齒是人身體當中，唯一看得見的「臟器」，所以要維護身體健康，應該從維護牙齒開始着手。

3　疾病是由平日的反自然行為累積而成

醫藥之父希波克拉提曾說：「疾病是由許多違反自然的小過失累積而成的。醫治的意思，便是順應自然，重返自然。」這是二四〇〇年前的教誨，我認為在目前也值得作為我們健康問題的參考。

疾病並不是一下子突然染患的，而是長久以來違反自然的行動，累積造成。而牙病更是典型的代表。

最近，有越來越多人呼籲返回希波克拉提的學說，希望醫學界、人們對健康的認識能夠重回自然。

精神緊張學說中，有名的聖里約說過：「所謂健康，是指對外在各種刺激的適應，而疾病，則是適應的失調，亦即呈精神緊張的狀態。」這段話當然也適用在牙病的產生上，因為精神緊張也會造成蛀牙、牙周病的感染。

另外，聖里約還說，要不緊張，過得健康快活，保有一顆「感謝的心」也是非常重要的。

如果能夠像希波克拉提所說的「返回自然」又有聖里約建議的「感謝的心」那麼也許眞的就能身無百病，神清氣爽也不一定呢！

大展出版社有限公司	圖書目錄

地址：台北市北投區11204 致遠一路二段12巷1號　　電話：(02) 8236031 8236033
郵撥：0166955～1　　傳眞：(02) 8272069

・法律專欄連載・電腦編號58

台大法學院 法律學系／策劃 法律服務社／編著

①別讓您的權利睡著了1	200元
②別讓您的權利睡著了2	200元

・秘傳占卜系列・電腦編號14

①手相術	淺野八郎著	150元
②人相術	淺野八郎著	150元
③西洋占星術	淺野八郎著	150元
④中國神奇占卜	淺野八郎著	150元
⑤夢判斷	淺野八郎著	150元
⑥前世、來世占卜	淺野八郎著	150元
⑦法國式血型學	淺野八郎著	150元
⑧靈感、符咒學	淺野八郎著	150元
⑨紙牌占卜學	淺野八郎著	150元
⑩ＥＳＰ超能力占卜	淺野八郎著	150元
⑪猶太數的秘術	淺野八郎著	150元
⑫新心理測驗	淺野八郎著	160元
⑬塔羅牌預言秘法	淺野八郎著	200元

・趣味心理講座・電腦編號15

①性格測驗１	探索男與女	淺野八郎著	140元
②性格測驗２	透視人心奧秘	淺野八郎著	140元
③性格測驗３	發現陌生的自己	淺野八郎著	140元
④性格測驗４	發現你的真面目	淺野八郎著	140元
⑤性格測驗５	讓你們吃驚	淺野八郎著	140元
⑥性格測驗６	洞穿心理盲點	淺野八郎著	140元
⑦性格測驗７	探索對方心理	淺野八郎著	140元
⑧性格測驗８	由吃認識自己	淺野八郎著	160元

⑨性格測驗9	戀愛知多少	淺野八郎著	160元
⑩性格測驗10	由裝扮瞭解人心	淺野八郎著	160元
⑪性格測驗11	敲開內心玄機	淺野八郎著	140元
⑫性格測驗12	透視你的未來	淺野八郎著	160元
⑬血型與你的一生		淺野八郎著	160元
⑭趣味推理遊戲		淺野八郎著	160元
⑮行爲語言解析		淺野八郎著	160元

•婦 幼 天 地• 電腦編號16

①八萬人減肥成果	黃靜香譯	180元
②三分鐘減肥體操	楊鴻儒譯	150元
③窈窕淑女美髮秘訣	柯素娥譯	130元
④使妳更迷人	成 玉譯	130元
⑤女性的更年期	官舒妍編譯	160元
⑥胎內育兒法	李玉瓊編譯	150元
⑦早產兒袋鼠式護理	唐岱蘭譯	200元
⑧初次懷孕與生產	婦幼天地編譯組	180元
⑨初次育兒12個月	婦幼天地編譯組	180元
⑩斷乳食與幼兒食	婦幼天地編譯組	180元
⑪培養幼兒能力與性向	婦幼天地編譯組	180元
⑫培養幼兒創造力的玩具與遊戲	婦幼天地編譯組	180元
⑬幼兒的症狀與疾病	婦幼天地編譯組	180元
⑭腿部苗條健美法	婦幼天地編譯組	180元
⑮女性腰痛別忽視	婦幼天地編譯組	150元
⑯舒展身心體操術	李玉瓊編譯	130元
⑰三分鐘臉部體操	趙薇妮著	160元
⑱生動的笑容表情術	趙薇妮著	160元
⑲心曠神怡減肥法	川津祐介著	130元
⑳內衣使妳更美麗	陳玄茹譯	130元
㉑瑜伽美姿美容	黃靜香編著	180元
㉒高雅女性裝扮學	陳珮玲譯	180元
㉓蠶糞肌膚美顏法	坂梨秀子著	160元
㉔認識妳的身體	李玉瓊譯	160元
㉕產後恢復苗條體態	居理安•芙萊喬著	200元
㉖正確護髮美容法	山崎伊久江著	180元
㉗安琪拉美姿養生學	安琪拉蘭斯博瑞著	180元
㉘女體性醫學剖析	增田豐著	220元
㉙懷孕與生產剖析	岡部綾子著	180元
㉚斷奶後的健康育兒	東城百合子著	220元
㉛引出孩子幹勁的責罵藝術	多湖輝著	170元

㉜培養孩子獨立的藝術	多湖輝著	170元
㉝子宮肌瘤與卵巢囊腫	陳秀琳編著	180元
㉞下半身減肥法	納他夏・史達賓著	180元
㉟女性自然美容法	吳雅菁編著	180元
㊱再也不發胖	池園悅太郎著	170元
㊲生男生女控制術	中垣勝裕著	220元
㊳使妳的肌膚更亮麗	楊　皓編著	170元
㊴臉部輪廓變美	芝崎義夫著	180元
㊵斑點、皺紋自己治療	高須克彌著	180元
㊶面皰自己治療	伊藤雄康著	180元
㊷隨心所欲瘦身冥想法	原久子著	180元
㊸胎兒革命	鈴木丈織著	180元
㊹NS磁氣平衡法塑造窈窕奇蹟	古屋和江著	180元
㊺享瘦從腳開始	山田陽子著	180元
㊻小改變瘦４公斤	宮本裕子著	180元

・青 春 天 地・電腦編號 17

①A血型與星座	柯素娥編譯	160元
②B血型與星座	柯素娥編譯	160元
③O血型與星座	柯素娥編譯	160元
④AB血型與星座	柯素娥編譯	120元
⑤青春期性教室	呂貴嵐編譯	130元
⑥事半功倍讀書法	王毅希編譯	150元
⑦難解數學破題	宋釗宜編譯	130元
⑧速算解題技巧	宋釗宜編譯	130元
⑨小論文寫作秘訣	林顯茂編譯	120元
⑪中學生野外遊戲	熊谷康編著	120元
⑫恐怖極短篇	柯素娥編譯	130元
⑬恐怖夜話	小毛驢編譯	130元
⑭恐怖幽默短篇	小毛驢編譯	120元
⑮黑色幽默短篇	小毛驢編譯	120元
⑯靈異怪談	小毛驢編譯	130元
⑰錯覺遊戲	小毛驢編譯	130元
⑱整人遊戲	小毛驢編著	150元
⑲有趣的超常識	柯素娥編譯	130元
⑳哦！原來如此	林慶旺編譯	130元
㉑趣味競賽100種	劉名揚編譯	120元
㉒數學謎題入門	宋釗宜編譯	150元
㉓數學謎題解析	宋釗宜編譯	150元
㉔透視男女心理	林慶旺編譯	120元

㉕少女情懷的自白	李桂蘭編譯	120元
㉖由兄弟姊妹看命運	李玉瓊編譯	130元
㉗趣味的科學魔術	林慶旺編譯	150元
㉘趣味的心理實驗室	李燕玲編譯	150元
㉙愛與性心理測驗	小毛驢編譯	130元
㉚刑案推理解謎	小毛驢編譯	130元
㉛偵探常識推理	小毛驢編譯	130元
㉜偵探常識解謎	小毛驢編譯	130元
㉝偵探推理遊戲	小毛驢編譯	130元
㉞趣味的超魔術	廖玉山編著	150元
㉟趣味的珍奇發明	柯素娥編著	150元
㊱登山用具與技巧	陳瑞菊編著	150元

・健康天地・電腦編號18

①壓力的預防與治療	柯素娥編譯	130元
②超科學氣的魔力	柯素娥編譯	130元
③尿療法治病的神奇	中尾良一著	130元
④鐵證如山的尿療法奇蹟	廖玉山譯	120元
⑤一日斷食健康法	葉慈容編譯	150元
⑥胃部強健法	陳炳崑譯	120元
⑦癌症早期檢查法	廖松濤譯	160元
⑧老人痴呆症防止法	柯素娥編譯	130元
⑨松葉汁健康飲料	陳麗芬編譯	130元
⑩揉肚臍健康法	永井秋夫著	150元
⑪過勞死、猝死的預防	卓秀貞編譯	130元
⑫高血壓治療與飲食	藤山順豐著	150元
⑬老人看護指南	柯素娥編譯	150元
⑭美容外科淺談	楊啟宏著	150元
⑮美容外科新境界	楊啟宏著	150元
⑯鹽是天然的醫生	西英司郎著	140元
⑰年輕十歲不是夢	梁瑞麟譯	200元
⑱茶料理治百病	桑野和民著	180元
⑲綠茶治病寶典	桑野和民著	150元
⑳杜仲茶養顏減肥法	西田博著	150元
㉑蜂膠驚人療效	瀨長良三郎著	180元
㉒蜂膠治百病	瀨長良三郎著	180元
㉓醫藥與生活	鄭炳全著	180元
㉔鈣長生寶典	落合敏著	180元
㉕大蒜長生寶典	木下繁太郎著	160元
㉖居家自我健康檢查	石川恭三著	160元

㉗永恒的健康人生	李秀鈴譯	200元
㉘大豆卵磷脂長生寶典	劉雪卿譯	150元
㉙芳香療法	梁艾琳譯	160元
㉚醋長生寶典	柯素娥譯	180元
㉛從星座透視健康	席拉・吉蒂斯著	180元
㉜愉悅自在保健學	野本二士夫著	160元
㉝裸睡健康法	丸山淳士等著	160元
㉞糖尿病預防與治療	藤田順豐著	180元
㉟維他命長生寶典	菅原明子著	180元
㊱維他命C新效果	鐘文訓編	150元
㊲手、腳病理按摩	堤芳朗著	160元
㊳AIDS瞭解與預防	彼得塔歇爾著	180元
㊴甲殼質殼聚糖健康法	沈永嘉譯	160元
㊵神經痛預防與治療	木下眞男著	160元
㊶室內身體鍛鍊法	陳炳崑編著	160元
㊷吃出健康藥膳	劉大器編著	180元
㊸自我指壓術	蘇燕謀編著	160元
㊹紅蘿蔔汁斷食療法	李玉瓊編著	150元
㊺洗心術健康秘法	竺翠萍編譯	170元
㊻枇杷葉健康療法	柯素娥編譯	180元
㊼抗衰血癒	楊啟宏著	180元
㊽與癌搏鬥記	逸見政孝著	180元
㊾冬蟲夏草長生寶典	高橋義博著	170元
㊿痔瘡・大腸疾病先端療法	宮島伸宜著	180元
51膠布治癒頑固慢性病	加瀨建造著	180元
52芝麻神奇健康法	小林貞作著	170元
53香煙能防止癡呆？	高田明和著	180元
54穀菜食治癌療法	佐藤成志著	180元
55貼藥健康法	松原英多著	180元
56克服癌症調和道呼吸法	帶津良一著	180元
57Ｂ型肝炎預防與治療	野村喜重郎著	180元
58青春永駐養生導引術	早島正雄著	180元
59改變呼吸法創造健康	原久子著	180元
60荷爾蒙平衡養生秘訣	出村博著	180元
61水美肌健康法	井戶勝富著	170元
62認識食物掌握健康	廖梅珠編著	170元
63痛風劇痛消除法	鈴木吉彥著	180元
64酸莖菌驚人療效	上田明彥著	180元
65大豆卵磷脂治現代病	神津健一著	200元
66時辰療法——危險時刻凌晨4時	呂建強等著	180元
67自然治癒力提升法	帶津良一著	180元

㊳巧妙的氣保健法	藤平墨子著	180元
㊴治癒C型肝炎	熊田博光著	180元
㊵肝臟病預防與治療	劉名揚編著	180元
㊶腰痛平衡療法	荒井政信著	180元
㊷根治多汗症、狐臭	稻葉益巳著	220元
㊸40歲以後的骨質疏鬆症	沈永嘉譯	180元
㊹認識中藥	松下一成著	180元
㊺認識氣的科學	佐佐木茂美著	180元
㊻我戰勝了癌症	安田伸著	180元
㊼斑點是身心的危險信號	中野進著	180元
㊽艾波拉病毒大震撼	玉川重德著	180元
㊾重新還我黑髮	桑名隆一郎著	180元
㊿身體節律與健康	林博史著	180元
81生薑治萬病	石原結實著	180元
82靈芝治百病	陳瑞東著	180元
83木炭驚人的威力	大槻彰著	200元
84認識活性氧	井土貴司著	180元
85深海鮫治百病	廖玉山編著	180元
86神奇的蜂王乳	井上丹治著	180元

・實用女性學講座・電腦編號19

①解讀女性內心世界	島田一男著	150元
②塑造成熟的女性	島田一男著	150元
③女性整體裝扮學	黃靜香編著	180元
④女性應對禮儀	黃靜香編著	180元
⑤女性婚前必修	小野十傳著	200元
⑥徹底瞭解女人	田口二州著	180元
⑦拆穿女性謊言88招	島田一男著	200元
⑧解讀女人心	島田一男著	200元
⑨俘獲女性絕招	志賀貢著	200元

・校園系列・電腦編號20

①讀書集中術	多湖輝著	150元
②應考的訣竅	多湖輝著	150元
③輕鬆讀書贏得聯考	多湖輝著	150元
④讀書記憶秘訣	多湖輝著	150元
⑤視力恢復！超速讀術	江錦雲譯	180元
⑥讀書36計	黃柏松編著	180元
⑦驚人的速讀術	鐘文訓編著	170元

⑧學生課業輔導良方	多湖輝著	180元
⑨超速讀超記憶法	廖松濤編著	180元
⑩速算解題技巧	宋釗宜編著	200元
⑪看圖學英文	陳炳崑編著	200元

•實用心理學講座•電腦編號 21

①拆穿欺騙伎倆	多湖輝著	140元
②創造好構想	多湖輝著	140元
③面對面心理術	多湖輝著	160元
④偽裝心理術	多湖輝著	140元
⑤透視人性弱點	多湖輝著	140元
⑥自我表現術	多湖輝著	180元
⑦不可思議的人性心理	多湖輝著	180元
⑧催眠術入門	多湖輝著	150元
⑨責罵部屬的藝術	多湖輝著	150元
⑩精神力	多湖輝著	150元
⑪厚黑說服術	多湖輝著	150元
⑫集中力	多湖輝著	150元
⑬構想力	多湖輝著	150元
⑭深層心理術	多湖輝著	160元
⑮深層語言術	多湖輝著	160元
⑯深層說服術	多湖輝著	180元
⑰掌握潛在心理	多湖輝著	160元
⑱洞悉心理陷阱	多湖輝著	180元
⑲解讀金錢心理	多湖輝著	180元
⑳拆穿語言圈套	多湖輝著	180元
㉑語言的內心玄機	多湖輝著	180元
㉒積極力	多湖輝著	180元

•超現實心理講座•電腦編號 22

①超意識覺醒法	詹蔚芬編譯	130元
②護摩秘法與人生	劉名揚編譯	130元
③秘法！超級仙術入門	陸　明譯	150元
④給地球人的訊息	柯素娥編著	150元
⑤密教的神通力	劉名揚編著	130元
⑥神秘奇妙的世界	平川陽一著	180元
⑦地球文明的超革命	吳秋嬌譯	200元
⑧力量石的秘密	吳秋嬌譯	180元
⑨超能力的靈異世界	馬小莉譯	200元

⑩逃離地球毀滅的命運	吳秋嬌譯	200元
⑪宇宙與地球終結之謎	南山宏著	200元
⑫驚世奇功揭秘	傅起鳳著	200元
⑬啟發身心潛力心象訓練法	栗田昌裕著	180元
⑭仙道術遁甲法	高藤聰一郎著	220元
⑮神通力的秘密	中岡俊哉著	180元
⑯仙人成仙術	高藤聰一郎著	200元
⑰仙道符咒氣功法	高藤聰一郎著	220元
⑱仙道風水術尋龍法	高藤聰一郎著	200元
⑲仙道奇蹟超幻像	高藤聰一郎著	200元
⑳仙道鍊金術房中法	高藤聰一郎著	200元
㉑奇蹟超醫療治癒難病	深野一幸著	220元
㉒揭開月球的神秘力量	超科學研究會	180元
㉓西藏密教奧義	高藤聰一郎著	250元
㉔改變你的夢術入門	高藤聰一郎著	250元

・養 生 保 健・電腦編號 23

①醫療養生氣功	黃孝寬著	250元
②中國氣功圖譜	余功保著	230元
③少林醫療氣功精粹	井玉蘭著	250元
④龍形實用氣功	吳大才等著	220元
⑤魚戲增視強身氣功	宮　嬰著	220元
⑥嚴新氣功	前新培金著	250元
⑦道家玄牝氣功	張　章著	200元
⑧仙家秘傳袪病功	李遠國著	160元
⑨少林十大健身功	秦慶豐著	180元
⑩中國自控氣功	張明武著	250元
⑪醫療防癌氣功	黃孝寬著	250元
⑫醫療強身氣功	黃孝寬著	250元
⑬醫療點穴氣功	黃孝寬著	250元
⑭中國八卦如意功	趙維漢著	180元
⑮正宗馬禮堂養氣功	馬禮堂著	420元
⑯秘傳道家筋經內丹功	王慶餘著	280元
⑰三元開慧功	辛桂林著	250元
⑱防癌治癌新氣功	郭　林著	180元
⑲禪定與佛家氣功修煉	劉天君著	200元
⑳顛倒之術	梅自強著	360元
㉑簡明氣功辭典	吳家駿編	360元
㉒八卦三合功	張全亮著	230元
㉓朱砂掌健身養生功	楊　永著	250元

㉔抗老功 陳九鶴著 230元

・社會人智囊・電腦編號24

①糾紛談判術 清水增三著 160元
②創造關鍵術 淺野八郎著 150元
③觀人術 淺野八郎著 180元
④應急詭辯術 廖英迪編著 160元
⑤天才家學習術 木原武一著 160元
⑥猫型狗式鑑人術 淺野八郎著 180元
⑦逆轉運掌握術 淺野八郎著 180元
⑧人際圓融術 澀谷昌三著 160元
⑨解讀人心術 淺野八郎著 180元
⑩與上司水乳交融術 秋元隆司著 180元
⑪男女心態定律 小田晉著 180元
⑫幽默說話術 林振輝編著 200元
⑬人能信賴幾分 淺野八郎著 180元
⑭我一定能成功 李玉瓊譯 180元
⑮獻給青年的嘉言 陳蒼杰譯 180元
⑯知人、知面、知其心 林振輝編著 180元
⑰塑造堅強的個性 坂上肇著 180元
⑱爲自己而活 佐藤綾子著 180元
⑲未來十年與愉快生活有約 船井幸雄著 180元
⑳超級銷售話術 杜秀卿譯 180元
㉑感性培育術 黃靜香編著 180元
㉒公司新鮮人的禮儀規範 蔡媛惠譯 180元
㉓傑出職員鍛鍊術 佐佐木正著 180元
㉔面談獲勝戰略 李芳黛譯 180元
㉕金玉良言撼人心 森純大著 180元
㉖男女幽默趣典 劉華亭編著 180元
㉗機智說話術 劉華亭編著 180元
㉘心理諮商室 柯素娥譯 180元
㉙如何在公司崢嶸頭角 佐佐木正著 180元
㉚機智應對術 李玉瓊編著 200元
㉛克服低潮良方 坂野雄二著 180元
㉜智慧型說話技巧 沈永嘉編著 180元
㉝記憶力、集中力增進術 廖松濤編著 180元
㉞女職員培育術 林慶旺編著 180元
㉟自我介紹與社交禮儀 柯素娥編著 180元
㊱積極生活創幸福 田中真澄著 180元
㊲妙點子超構想 多湖輝著 180元

•精 選 系 列• 電腦編號 25

①毛澤東與鄧小平	渡邊利夫等著	280元
②中國大崩裂	江戶介雄著	180元
③台灣・亞洲奇蹟	上村幸治著	220元
④7-ELEVEN高盈收策略	國友隆一著	180元
⑤台灣獨立（新・中國日本戰爭一）	森　詠著	200元
⑥迷失中國的末路	江戶雄介著	220元
⑦2000年5月全世界毀滅	紫藤甲子男著	180元
⑧失去鄧小平的中國	小島朋之著	220元
⑨世界史爭議性異人傳	桐生操著	200元
⑩淨化心靈享人生	松濤弘道著	220元
⑪人生心情診斷	賴藤和寬著	220元
⑫中美大決戰	檜山良昭著	220元
⑬黃昏帝國美國	莊雯琳譯	220元
⑭兩岸衝突（新・中國日本戰爭二）	森　詠著	220元
⑮封鎖台灣（新・中國日本戰爭三）	森　詠著	220元
⑯中國分裂（新・中國日本戰爭四）	森　詠著	220元

•運 動 遊 戲• 電腦編號 26

①雙人運動	李玉瓊譯	160元
②愉快的跳繩運動	廖玉山譯	180元
③運動會項目精選	王佑京譯	150元
④肋木運動	廖玉山譯	150元
⑤測力運動	王佑宗譯	150元

•休 閒 娛 樂• 電腦編號 27

①海水魚飼養法	田中智浩著	300元
②金魚飼養法	曾雪玫譯	250元
③熱門海水魚	毛利匡明著	480元
④愛犬的教養與訓練	池田好雄著	250元
⑤狗教養與疾病	杉浦哲著	220元
⑥小動物養育技巧	三上昇著	300元

•銀髮族智慧學• 電腦編號 28

①銀髮六十樂逍遙	多湖輝著	170元
②人生六十反年輕	多湖輝著	170元

③六十歲的決斷	多湖輝著	170元
④銀髮族健身指南	孫瑞台編著	250元

・飲 食 保 健・電腦編號 29

①自己製作健康茶	大海淳著	220元
②好吃、具藥效茶料理	德永睦子著	220元
③改善慢性病健康藥草茶	吳秋嬌譯	200元
④藥酒與健康果菜汁	成玉編著	250元
⑤家庭保健養生湯	馬汴梁編著	220元
⑥降低膽固醇的飲食	早川和志著	200元
⑦女性癌症的飲食	女子營養大學	280元
⑧痛風者的飲食	女子營養大學	280元
⑨貧血者的飲食	女子營養大學	280元
⑩高脂血症者的飲食	女子營養大學	280元

・家庭醫學保健・電腦編號 30

①女性醫學大全	雨森良彥著	380元
②初爲人父育兒寶典	小瀧周曹著	220元
③性活力強健法	相建華著	220元
④30歲以上的懷孕與生產	李芳黛編著	220元
⑤舒適的女性更年期	野末悅子著	200元
⑥夫妻前戲的技巧	笠井寬司著	200元
⑦病理足穴按摩	金慧明著	220元
⑧爸爸的更年期	河野孝旺著	200元
⑨橡皮帶健康法	山田晶著	180元
⑩33天健美減肥	相建華等著	180元
⑪男性健美入門	孫玉祿編著	180元
⑫強化肝臟秘訣	主婦の友社編	200元
⑬了解藥物副作用	張果馨譯	200元
⑭女性醫學小百科	松山榮吉著	200元
⑮左轉健康法	龜田修等著	200元
⑯實用天然藥物	鄭炳全編著	260元
⑰神秘無痛平衡療法	林宗駛著	180元
⑱膝蓋健康法	張果馨譯	180元
⑲針灸治百病	葛書翰著	250元
⑳異位性皮膚炎治癒法	吳秋嬌譯	220元
㉑禿髮白髮預防與治療	陳炳崑編著	180元
㉒埃及皇宮菜健康法	飯森薫著	200元
㉓肝臟病安心治療	上野幸久著	220元

㉔耳穴治百病	陳抗美等著	250元
㉕高效果指壓法	五十嵐康彥著	200元
㉖瘦水、胖水	鈴木園子著	200元
㉗手針新療法	朱振華著	200元
㉘香港腳預防與治療	劉小惠譯	200元
㉙智慧飲食吃出健康	柯富陽編著	200元
㉚牙齒保健法	廖玉山編著	200元

・超經營新智慧・電腦編號 31

①躍動的國家越南	林雅倩譯	250元
②甦醒的小龍菲律賓	林雅倩譯	220元

・心 靈 雅 集・電腦編號 00

①禪言佛語看人生	松濤弘道著	180元
②禪密教的奧秘	葉逯謙譯	120元
③觀音大法力	田口日勝著	120元
④觀音法力的大功德	田口日勝著	120元
⑤達摩禪106智慧	劉華亭編譯	220元
⑥有趣的佛教研究	葉逯謙編譯	170元
⑦夢的開運法	蕭京凌譯	130元
⑧禪學智慧	柯素娥編譯	130元
⑨女性佛教入門	許俐萍譯	110元
⑩佛像小百科	心靈雅集編譯組	130元
⑪佛教小百科趣談	心靈雅集編譯組	120元
⑫佛教小百科漫談	心靈雅集編譯組	150元
⑬佛教知識小百科	心靈雅集編譯組	150元
⑭佛學名言智慧	松濤弘道著	220元
⑮釋迦名言智慧	松濤弘道著	220元
⑯活人禪	平田精耕著	120元
⑰坐禪入門	柯素娥編譯	150元
⑱現代禪悟	柯素娥編譯	130元
⑲道元禪師語錄	心靈雅集編譯組	130元
⑳佛學經典指南	心靈雅集編譯組	130元
㉑何謂「生」　阿含經	心靈雅集編譯組	150元
㉒一切皆空　般若心經	心靈雅集編譯組	150元
㉓超越迷惘　法句經	心靈雅集編譯組	180元
㉔開拓宇宙觀　華嚴經	心靈雅集編譯組	180元
㉕真實之道　法華經	心靈雅集編譯組	130元
㉖自由自在　涅槃經	心靈雅集編譯組	130元

㉗沈默的教示　維摩經	心靈雅集編譯組	150元
㉘開通心眼　佛語佛戒	心靈雅集編譯組	130元
㉙揭秘寶庫　密教經典	心靈雅集編譯組	180元
㉚坐禪與養生	廖松濤譯	110元
㉛釋尊十戒	柯素娥編譯	120元
㉜佛法與神通	劉欣如編著	120元
㉝悟（正法眼藏的世界）	柯素娥編譯	120元
㉞只管打坐	劉欣如編著	120元
㉟喬答摩・佛陀傳	劉欣如編著	120元
㊱唐玄奘留學記	劉欣如編著	120元
㊲佛教的人生觀	劉欣如編譯	110元
㊳無門關（上卷）	心靈雅集編譯組	150元
㊴無門關（下卷）	心靈雅集編譯組	150元
㊵業的思想	劉欣如編著	130元
㊶佛法難學嗎	劉欣如著	140元
㊷佛法實用嗎	劉欣如著	140元
㊸佛法殊勝嗎	劉欣如著	140元
㊹因果報應法則	李常傳編	180元
㊺佛教醫學的奧秘	劉欣如編著	150元
㊻紅塵絕唱	海　若著	130元
㊼佛教生活風情	洪丕謨、姜玉珍著	220元
㊽行住坐臥有佛法	劉欣如著	160元
㊾起心動念是佛法	劉欣如著	160元
㊿四字禪語	曹洞宗青年會	200元
(51)妙法蓮華經	劉欣如編著	160元
(52)根本佛教與大乘佛教	葉作森編	180元
(53)大乘佛經	定方晟著	180元
(54)須彌山與極樂世界	定方晟著	180元
(55)阿闍世的悟道	定方晟著	180元
(56)金剛經的生活智慧	劉欣如著	180元

・經營管理・電腦編號01

◎創新經營六十六大計（精）	蔡弘文編	780元
①如何獲取生意情報	蘇燕謀譯	110元
②經濟常識問答	蘇燕謀譯	130元
④台灣商戰風雲錄	陳中雄著	120元
⑤推銷大王秘錄	原一平著	180元
⑥新創意・賺大錢	王家成譯	90元
⑦工廠管理新手法	琪　輝著	120元
⑨經營參謀	柯順隆譯	120元

⑩美國實業24小時	柯順隆譯	80元
⑪撼動人心的推銷法	原一平著	150元
⑫高竿經營法	蔡弘文編	120元
⑬如何掌握顧客	柯順隆譯	150元
⑰一流的管理	蔡弘文編	150元
⑱外國人看中韓經濟	劉華亭譯	150元
⑳突破商場人際學	林振輝編著	90元
㉒如何使女人打開錢包	林振輝編著	100元
㉔小公司經營策略	王嘉誠著	160元
㉕成功的會議技巧	鐘文訓編譯	100元
㉖新時代老闆學	黃柏松編著	100元
㉗如何創造商場智囊團	林振輝編譯	150元
㉘十分鐘推銷術	林振輝編譯	180元
㉙五分鐘育才	黃柏松編譯	100元
㉝自我經濟學	廖松濤編譯	100元
㉞一流的經營	陶田生編著	120元
㉟女性職員管理術	王昭國編譯	120元
㊱ＩＢＭ的人事管理	鐘文訓編譯	150元
㊲現代電腦常識	王昭國編譯	150元
㊳電腦管理的危機	鐘文訓編譯	120元
㊴如何發揮廣告效果	王昭國編譯	150元
㊵最新管理技巧	王昭國編譯	150元
㊶一流推銷術	廖松濤編譯	150元
㊷包裝與促銷技巧	王昭國編譯	130元
㊸企業王國指揮塔	松下幸之助著	120元
㊹企業精銳兵團	松下幸之助著	120元
㊺企業人事管理	松下幸之助著	100元
㊻華僑經商致富術	廖松濤編譯	130元
㊼豐田式銷售技巧	廖松濤編譯	180元
㊽如何掌握銷售技巧	王昭國編著	130元
㊿洞燭機先的經營	鐘文訓編譯	150元
52新世紀的服務業	鐘文訓編譯	100元
53成功的領導者	廖松濤編譯	120元
54女推銷員成功術	李玉瓊編譯	130元
55ＩＢＭ人才培育術	鐘文訓編譯	100元
56企業人自我突破法	黃琪輝編著	150元
58財富開發術	蔡弘文編著	130元
59成功的店舖設計	鐘文訓編著	150元
61企管回春法	蔡弘文編著	130元
62小企業經營指南	鐘文訓編譯	100元
63商場致勝名言	鐘文訓編譯	150元

⑭迎接商業新時代	廖松濤編譯	100元
⑯新手股票投資入門	何朝乾 編	200元
⑰上揚股與下跌股	何朝乾編譯	180元
⑱股票速成學	何朝乾編譯	200元
⑲理財與股票投資策略	黃俊豪編著	180元
⑳黃金投資策略	黃俊豪編著	180元
㉑厚黑管理學	廖松濤編譯	180元
㉒股市致勝格言	呂梅莎編譯	180元
㉓透視西武集團	林谷燁編譯	150元
㉖巡迴行銷術	陳蒼杰譯	150元
㉗推銷的魔術	王嘉誠譯	120元
㉘60秒指導部屬	周蓮芬編譯	150元
㉙精銳女推銷員特訓	李玉瓊編譯	130元
㉚企劃、提案、報告圖表的技巧	鄭 汶 譯	180元
㉛海外不動產投資	許達守編譯	150元
㉜八百伴的世界策略	李玉瓊譯	150元
㉝服務業品質管理	吳宜芬譯	180元
㉞零庫存銷售	黃東謙編譯	150元
㉟三分鐘推銷管理	劉名揚編譯	150元
㊱推銷大王奮鬥史	原一平著	150元
㊲豐田汽車的生產管理	林谷燁編譯	150元

•成功寶庫• 電腦編號 02

①上班族交際術	江森滋著	100元
②拍馬屁訣竅	廖玉山編譯	110元
④聽話的藝術	歐陽輝編譯	110元
⑨求職轉業成功術	陳 義編著	110元
⑩上班族禮儀	廖玉山編著	120元
⑪接近心理學	李玉瓊編著	100元
⑫創造自信的新人生	廖松濤編著	120元
⑮神奇瞬間瞑想法	廖松濤編譯	100元
⑯人生成功之鑰	楊意苓編著	150元
⑲給企業人的諍言	鐘文訓編著	120元
⑳企業家自律訓練法	陳 義編譯	100元
㉑上班族妖怪學	廖松濤編著	100元
㉒猶太人縱橫世界的奇蹟	孟佑政編著	110元
㉕你是上班族中強者	嚴思圖編著	100元
㉚成功頓悟100則	蕭京凌編譯	130元
㉜知性幽默	李玉瓊編譯	130元
㉝熟記對方絕招	黃靜香編譯	100元

㊲察言觀色的技巧	劉華亭編著	180元
㊳一流領導力	施義彥編譯	120元
㊵30秒鐘推銷術	廖松濤編譯	150元
㊶猶太成功商法	周蓮芬編譯	120元
㊷尖端時代行銷策略	陳蒼杰編著	100元
㊸顧客管理學	廖松濤編著	100元
㊹如何使對方說Yes	程　羲編著	150元
㊼上班族口才學	楊鴻儒譯	120元
㊽上班族新鮮人須知	程　羲編著	120元
㊾如何左右逢源	程　羲編著	130元
㊿語言的心理戰	多湖輝著	130元
55性惡企業管理學	陳蒼杰譯	130元
56自我啟發200招	楊鴻儒編著	150元
57做個傑出女職員	劉名揚編著	130元
58靈活的集團營運術	楊鴻儒編著	120元
60個案研究活用法	楊鴻儒編著	130元
61企業教育訓練遊戲	楊鴻儒編著	120元
62管理者的智慧	程　義編譯	130元
63做個佼佼管理者	馬筱莉編譯	130元
67活用禪學於企業	柯素娥編譯	130元
69幽默詭辯術	廖玉山編譯	150元
70拿破崙智慧箴言	柯素娥編譯	130元
71自我培育・超越	蕭京凌編譯	150元
74時間即一切	沈永嘉編譯	130元
75自我脫胎換骨	柯素娥譯	150元
76贏在起跑點—人才培育鐵則	楊鴻儒編譯	150元
77做一枚活棋	李玉瓊編譯	130元
78面試成功戰略	柯素娥編譯	130元
81瞬間攻破心防法	廖玉山編譯	120元
82改變一生的名言	李玉瓊編譯	130元
83性格性向創前程	楊鴻儒編譯	130元
84訪問行銷新竅門	廖玉山編譯	150元
85無所不達的推銷話術	李玉瓊編譯	150元

・處世智慧・電腦編號03

①如何改變你自己	陸明編譯	120元
⑥靈感成功術	譚繼山編譯	80元
⑧扭轉一生的五分鐘	黃柏松編譯	100元
⑩現代人的詭計	林振輝譯	100元
⑫如何利用你的時間	蘇遠謀譯	80元

⑬口才必勝術	黃柏松編譯	120元
⑭女性的智慧	譚繼山編譯	90元
⑯人生的體驗	陸明編譯	80元
⑱幽默吹牛術	金子登著	90元
⑲攻心說服術	多湖輝著	100元
⑳當機立斷	陸明編譯	70元
㉒如何交朋友	安紀芳編著	70元
㉔慧心良言	亦　奇著	80元
㉕名家慧語	蔡逸鴻主編	90元
㉘如何發揮你的潛能	陸明編譯	90元
㉙女人身態語言學	李常傳譯	130元
㉚摸透女人心	張文志譯	90元
㉜給女人的悄悄話	妮倩編譯	90元
㉞如何開拓快樂人生	陸明編譯	90元
㊱成功的捷徑	鐘文訓譯	70元
㊲幽默逗笑術	林振輝著	120元
㊳活用血型讀書法	陳炳崑譯	80元
㊴心　燈	葉于模著	100元
㊵當心受騙	林顯茂譯	90元
㊶心・體・命運	蘇燕謀譯	70元
㊷如何使頭腦更敏銳	陸明編譯	70元
㊸宮本武藏五輪書金言錄	宮本武藏著	100元
㊼成熟的愛	林振輝譯	120元
㊽現代女性駕馭術	蔡德華著	90元
㊾禁忌遊戲	酒井潔著	90元
52摸透男人心	劉華亭編譯	80元
53如何達成願望	謝世輝著	90元
54創造奇蹟的「想念法」	謝世輝著	90元
55創造成功奇蹟	謝世輝著	90元
57幻想與成功	廖松濤譯	80元
58反派角色的啟示	廖松濤編譯	70元
59現代女性須知	劉華亭編著	75元
62如何突破內向	姜倩怡編譯	110元
64讀心術入門	王家成編譯	100元
65如何解除內心壓力	林美羽編著	110元
66取信於人的技巧	多湖輝著	110元
68自我能力的開拓	卓一凡編著	110元
70縱橫交涉術	嚴思圖編著	90元
71如何培養妳的魅力	劉文珊編著	90元
72魅力的力量	姜倩怡編著	90元
75個性膽怯者的成功術	廖松濤編譯	100元

⑯人性的光輝	文可式編著	90元
⑲培養靈敏頭腦秘訣	廖玉山編著	90元
⑳夜晚心理術	鄭秀美編譯	80元
㉑如何做個成熟的女性	李玉瓊編著	80元
㉒現代女性成功術	劉文珊編著	90元
㉓成功說話技巧	梁惠珠編譯	100元
㉔人生的真諦	鐘文訓編譯	100元
㉕妳是人見人愛的女孩	廖松濤編著	120元
㉗指尖・頭腦體操	蕭京凌編譯	90元
㉘電話應對禮儀	蕭京凌編著	120元
㉙自我表現的威力	廖松濤編譯	100元
㉚名人名語啟示錄	喬家楓編著	100元
㉛男與女的哲思	程鐘梅編譯	110元
㉜靈思慧語	牧　風著	110元
㉝心靈夜語	牧　風著	100元
㉞激盪腦力訓練	廖松濤編譯	100元
㉟三分鐘頭腦活性法	廖玉山編譯	110元
㊱星期一的智慧	廖玉山編譯	100元
㊲溝通說服術	賴文琇編譯	100元

・健康與美容・電腦編號04

③媚酒傳（中國王朝秘酒）	陸明主編	120元
⑤中國回春健康術	蔡一藩著	100元
⑥奇蹟的斷食療法	蘇燕謀譯	130元
⑧健美食物法	陳炳崑譯	120元
⑨驚異的漢方療法	唐龍編著	90元
⑩不老強精食	唐龍編著	100元
⑫五分鐘跳繩健身法	蘇明達譯	100元
⑬睡眠健康法	王家成譯	80元
⑭你就是名醫	張芳明譯	90元
⑲釋迦長壽健康法	譚繼山譯	90元
⑳腳部按摩健康法	譚繼山譯	120元
㉑自律健康法	蘇明達譯	90元
㉓身心保健座右銘	張仁福著	160元
㉔腦中風家庭看護與運動治療	林振輝譯	100元
㉕秘傳醫學人相術	成玉主編	120元
㉖導引術入門(1)治療慢性病	成玉主編	110元
㉗導引術入門(2)健康・美容	成玉主編	110元
㉘導引術入門(3)身心健康法	成玉主編	110元
㉙妙用靈藥・蘆薈	李常傳譯	150元

㉚萬病回春百科	吳通華著	150元
㉛初次懷孕的10個月	成玉編譯	130元
㉜中國秘傳氣功治百病	陳炳崑編譯	130元
㉟仙人長生不老學	陸明編譯	100元
㊱釋迦秘傳米粒刺激法	鐘文訓譯	120元
㊲痔・治療與預防	陸明編譯	130元
㊳自我防身絕技	陳炳崑編譯	120元
㊴運動不足時疲勞消除法	廖松濤譯	110元
㊵三溫暖健康法	鐘文訓編譯	90元
㊸維他命與健康	鐘文訓譯	150元
㊺森林浴一綠的健康法	劉華亭編譯	80元
㊼導引術入門(4)酒浴健康法	成玉主編	90元
㊽導引術入門(5)不老回春法	成玉主編	90元
㊾山白竹（劍竹）健康法	鐘文訓譯	90元
㊿解救你的心臟	鐘文訓編譯	100元
(52)超人氣功法	陸明編譯	110元
(54)借力的奇蹟(1)	力拔山著	100元
(55)借力的奇蹟(2)	力拔山著	100元
(56)五分鐘小睡健康法	呂添發撰	120元
(57)禿髮、白髮預防與治療	陳炳崑撰	120元
(59)艾草健康法	張汝明編譯	90元
(60)一分鐘健康診斷	蕭京凌編譯	90元
(61)念術入門	黃静香編譯	90元
(62)念術健康法	黃静香編譯	90元
(63)健身回春法	梁惠珠編譯	100元
(64)姿勢養生法	黃秀娟編譯	90元
(65)仙人瞑想法	鐘文訓譯	120元
(66)人蔘的神效	林慶旺譯	100元
(67)奇穴治百病	吳通華著	120元
(68)中國傳統健康法	靳海東著	100元
(71)酵素健康法	楊　皓編譯	120元
(73)腰痛預防與治療	五味雅吉著	130元
(74)如何預防心臟病・腦中風	譚定長等著	100元
(75)少女的生理秘密	蕭京凌譯	120元
(76)頭部按摩與針灸	楊鴻儒譯	100元
(77)雙極療術入門	林聖道著	100元
(78)氣功自療法	梁景蓮著	120元
(79)大蒜健康法	李玉瓊編譯	100元
(81)健胸美容秘訣	黃靜香譯	120元
(82)鍺奇蹟療效	林宏儒譯	120元
(83)三分鐘健身運動	廖玉山譯	120元

㊹尿療法的奇蹟	廖玉山譯	120元
㊺神奇的聚積療法	廖玉山譯	120元
㊻預防運動傷害伸展體操	楊鴻儒編譯	120元
㊽五日就能改變你	柯素娥譯	110元
㊾三分鐘氣功健康法	陳美華譯	120元
91道家氣功術	早島正雄著	130元
92氣功減肥術	早島正雄著	120元
93超能力氣功法	柯素娥譯	130元
94氣的瞑想法	早島正雄著	120元

・家庭／生活・電腦編號05

①單身女郎生活經驗談	廖玉山編著	100元
②血型・人際關係	黃靜編著	120元
③血型・妻子	黃靜編著	110元
④血型・丈夫	廖玉山編譯	130元
⑤血型・升學考試	沈永嘉編譯	120元
⑥血型・臉型・愛情	鐘文訓編譯	120元
⑦現代社交須知	廖松濤編譯	100元
⑧簡易家庭按摩	鐘文訓編譯	150元
⑨圖解家庭看護	廖玉山編譯	120元
⑩生男育女隨心所欲	岡正基編著	160元
⑪家庭急救治療法	鐘文訓編著	100元
⑫新孕婦體操	林曉鐘譯	120元
⑬從食物改變個性	廖玉山編譯	100元
⑭藥草的自然療法	東城百合子著	200元
⑮糙米菜食與健康料理	東城百合子著	180元
⑯現代人的婚姻危機	黃　靜編著	90元
⑰親子遊戲　0歲	林慶旺編譯	100元
⑱親子遊戲　1～2歲	林慶旺編譯	110元
⑲親子遊戲　3歲	林慶旺編譯	100元
⑳女性醫學新知	林曉鐘編譯	180元
㉑媽媽與嬰兒	張汝明編譯	180元
㉒生活智慧百科	黃　靜編譯	100元
㉓手相・健康・你	林曉鐘編譯	120元
㉔菜食與健康	張汝明編譯	110元
㉕家庭素食料理	陳東達著	140元
㉖性能力活用秘法	米開・尼里著	150元
㉗兩性之間	林慶旺編譯	120元
㉘性感經穴健康法	蕭京凌編譯	150元
㉙幼兒推拿健康法	蕭京凌編譯	100元

㉚談中國料理	丁秀山編著	100元
㉛舌技入門	增田豐　著	160元
㉜預防癌症的飲食法	黃靜香編譯	150元
㉝性與健康寶典	黃靜香編譯	180元
㉞正確避孕法	蕭京凌編譯	180元
㉟吃的更漂亮美容食譜	楊萬里著	120元
㊱圖解交際舞速成	鐘文訓編譯	150元
㊲觀相導引術	沈永嘉譯	130元
㊳初為人母12個月	陳義譯	180元
㊴圖解麻將入門	顧安行編譯	160元
㊵麻將必勝秘訣	石利夫編譯	180元
㊶女性一生與漢方	蕭京凌編譯	100元
㊷家電的使用與修護	鐘文訓編譯	160元
㊸錯誤的家庭醫療法	鐘文訓編譯	100元
㊹簡易防身術	陳慧珍編譯	150元
㊺茶健康法	鐘文訓編譯	130元
㊻雞尾酒大全	劉雪卿譯	180元
㊼生活的藝術	沈永嘉編著	120元
㊽雜草雜果健康法	沈永嘉編著	120元
㊾如何選擇理想妻子	荒谷慈著	110元
㊿如何選擇理想丈夫	荒谷慈著	110元
51中國食與性的智慧	根本光人著	150元
52開運法話	陳宏男譯	100元
53禪語經典＜上＞	平田精耕著	150元
54禪語經典＜下＞	平田精耕著	150元
55手掌按摩健康法	鐘文訓譯	180元
56脚底按摩健康法	鐘文訓譯	180元
57仙道運氣健身法	李玉瓊譯	150元
58健心、健體呼吸法	蕭京凌譯	120元
59自彊術入門	蕭京凌譯	120元
60指技入門	增田豐著	160元
61下半身鍛鍊法	增田豐著	180元
62表象式學舞法	黃靜香編譯	180元
63圖解家庭瑜伽	鐘文訓譯	130元
64食物治療寶典	黃靜香編譯	130元
65智障兒保育入門	楊鴻儒譯	130元
66自閉兒童指導入門	楊鴻儒譯	180元
67乳癌發現與治療	黃靜香譯	130元
68盆栽培養與欣賞	廖啟新編譯	180元
69世界手語入門	蕭京凌編譯	180元
70賽馬必勝法	李錦雀編譯	200元

⑪中藥健康粥	蕭京凌編譯	120元
⑫健康食品指南	劉文珊編譯	130元
⑬健康長壽飲食法	鐘文訓編譯	150元
⑭夜生活規則	增田豐著	160元
⑮自製家庭食品	鐘文訓編譯	200元
⑯仙道帝王招財術	廖玉山譯	130元
⑰「氣」的蓄財術	劉名揚譯	130元
⑱佛教健康法入門	劉名揚譯	130元
⑲男女健康醫學	郭汝蘭譯	150元
⑳成功的果樹培育法	張煌編譯	130元
81實用家庭菜園	孔翔儀編譯	130元
82氣與中國飲食法	柯素娥編譯	130元
83世界生活趣譚	林其英著	160元
84胎教二八〇天	鄭淑美譯	220元
85酒自己動手釀	柯素娥編著	160元
86自己動「手」健康法	劉雪卿譯	160元
87香味活用法	森田洋子著	160元
88寰宇趣聞搜奇	林其英著	200元
89手指回旋健康法	栗田昌裕著	200元
90家庭巧妙收藏	蘇秀玉譯	200元
91餐桌禮儀入門	風間璋子著	200元
92住宅設計要訣	吉田春美著	200元

•命理與預言• 電腦編號06

①星座算命術	張文志譯	120元
②中國式面相學入門	蕭京凌編著	180元
③圖解命運學	陸明編著	200元
④中國秘傳面相術	陳炳崑編著	110元
⑤13星座占星術	馬克•矢崎著	200元
⑥命名彙典	水雲居士編著	180元
⑦簡明紫微斗術命運學	唐龍編著	220元
⑧住宅風水吉凶判斷法	琪輝編譯	180元
⑨鬼谷算命秘術	鬼谷子著	200元
⑩密教開運咒法	中岡俊哉著	250元
⑪女性星魂術	岩滿羅門著	200元
⑫簡明四柱推命學	李常傳編譯	150元
⑬手相鑑定奧秘	高山東明著	200元
⑭簡易精確手相	高山東明著	200元
⑮13星座戀愛占卜	彤雲編譯組	200元
⑯女巫的咒法	柯素娥譯	230元

⑰六星命運占卜學	馬文莉編著	230元
⑱樸克牌占卜入門	王家成譯	100元
⑲Ａ血型與十二生肖	鄒雲英編譯	90元
⑳Ｂ血型與十二生肖	鄒雲英編譯	90元
㉑Ｏ血型與十二生肖	鄒雲英編譯	100元
㉒ＡＢ血型與十二生肖	鄒雲英編譯	90元
㉓筆跡占卜學	周子敬著	220元
㉔神秘消失的人類	林達中譯	80元
㉕世界之謎與怪談	陳炳崑譯	80元
㉖符咒術入門	柳玉山人編	150元
㉗神奇的白符咒	柳玉山人編	160元
㉘神奇的紫符咒	柳玉山人編	200元
㉙秘咒魔法開運術	吳慧鈴編譯	180元
㉚諾米空秘咒法	馬克・矢崎著	220元
㉛改變命運的手相術	鐘文訓編著	120元
㉜黃帝手相占術	鮑黎明著	230元
㉝惡魔的咒法	杜美芳譯	230元
㉞脚相開運術	王瑞禎譯	130元
㉟面相開運術	許麗玲譯	150元
㊱房屋風水與運勢	邱震睿編譯	160元
㊲商店風水與運勢	邱震睿編譯	200元
㊳諸葛流天文遁甲	巫立華譯	150元
㊴聖帝五龍占術	廖玉山譯	180元
㊵萬能神算	張助馨編著	120元
㊶神秘的前世占卜	劉名揚譯	150元
㊷諸葛流奇門遁甲	巫立華譯	150元
㊸諸葛流四柱推命	巫立華譯	180元
㊹室內擺設創好運	小林祥晃著	200元
㊺室內裝潢開運法	小林祥晃著	230元
㊻新・大開運吉方位	小林祥晃著	200元
㊼風水的奧義	小林祥晃著	200元
㊽開運風水收藏術	小林祥晃著	200元
㊾商場開運風水術	小林祥晃著	200元
㊿骰子開運易占	立野清隆著	250元
51四柱推命愛情運	李芳黛譯	220元
52風水開運飲食法	小林祥晃著	200元

・教養特輯・電腦編號07

①管教子女絕招	多湖輝著	70元
⑤如何教育幼兒	林振輝譯	80元

⑦關心孩子的眼睛	陸明編	70元
⑧如何生育優秀下一代	邱夢蕾編著	100元
⑩現代育兒指南	劉華亭編譯	90元
⑫如何培養自立的下一代	黃静香編譯	80元
⑭教養孩子的母親暗示法	多湖輝著	90元
⑮奇蹟教養法	鐘文訓編譯	90元
⑯慈父嚴母的時代	多湖輝著	90元
⑰如何發現問題兒童的才智	林慶旺譯	100元
⑱再見！夜尿症	黃静香編譯	90元
⑲育兒新智慧	黃静編譯	90元
⑳長子培育術	劉華亭編譯	80元
㉑親子運動遊戲	蕭京凌編譯	90元
㉒一分鐘刺激會話法	鐘文訓編著	90元
㉓啟發孩子讀書的興趣	李玉瓊編著	100元
㉔如何使孩子更聰明	黃静編著	100元
㉕３・４歲育兒寶典	黃静香編譯	100元
㉖一對一教育法	林振輝編譯	100元
㉗母親的七大過失	鐘文訓編譯	100元
㉘幼兒才能開發測驗	蕭京凌編譯	100元
㉙教養孩子的智慧之眼	黃静香編譯	100元
㉚如何創造天才兒童	林振輝編譯	90元
㉛如何使孩子數學滿點	林明嬋編著	100元

•消遣特輯•電腦編號08

①小動物飼養秘訣	徐道政譯	120元
②狗的飼養與訓練	張文志譯	130元
④鴿的飼養與訓練	林振輝譯	120元
⑤金魚飼養法	鐘文訓編譯	130元
⑥熱帶魚飼養法	鐘文訓編譯	180元
⑧妙事多多	金家驊編譯	80元
⑨有趣的性知識	蘇燕謀編譯	100元
⑪100種小鳥養育法	譚繼山編譯	200元
⑫樸克牌遊戲與贏牌秘訣	林振輝編譯	120元
⑬遊戲與餘興節目	廖松濤編著	100元
⑭樸克牌魔術・算命・遊戲	林振輝編譯	100元
⑯世界怪動物之謎	王家成譯	90元
⑰有趣智商測驗	譚繼山譯	120元
⑲絕妙電話遊戲	開心俱樂部著	80元
⑳透視超能力	廖玉山譯	90元
㉑戶外登山野營	劉青篁編譯	90元

國家圖書館出版品預行編目資料

無醫自通牙齒保健法／廖玉山編著.一初版.
一台北市：大展，民 87
面； 公分.－－（家庭醫學保健；30）

ISBN 957-557-804-X(平裝)

1.牙齒

416.9　　　　87002517

ISBN 957-557-804-X

無醫自通 牙齒保健法

編著者／廖 玉 山
發行人／蔡 森 明
出版者／大展出版社有限公司
社 址／台北市北投區（石牌）致遠一路二段12巷1號
電 話／(02) 28236031・28236033
傳 真／(02) 28272069
郵政劃撥／0166955－1
登記證／局版臺業字第2171號
承印者／國順圖書印刷公司
裝 訂／嶸興裝訂有限公司
排版者／千兵企業有限公司
電 話／(02) 28812643
初版1刷／1998年（民87年）4月
2 刷／1998年（民87年）6月

定 價／200元

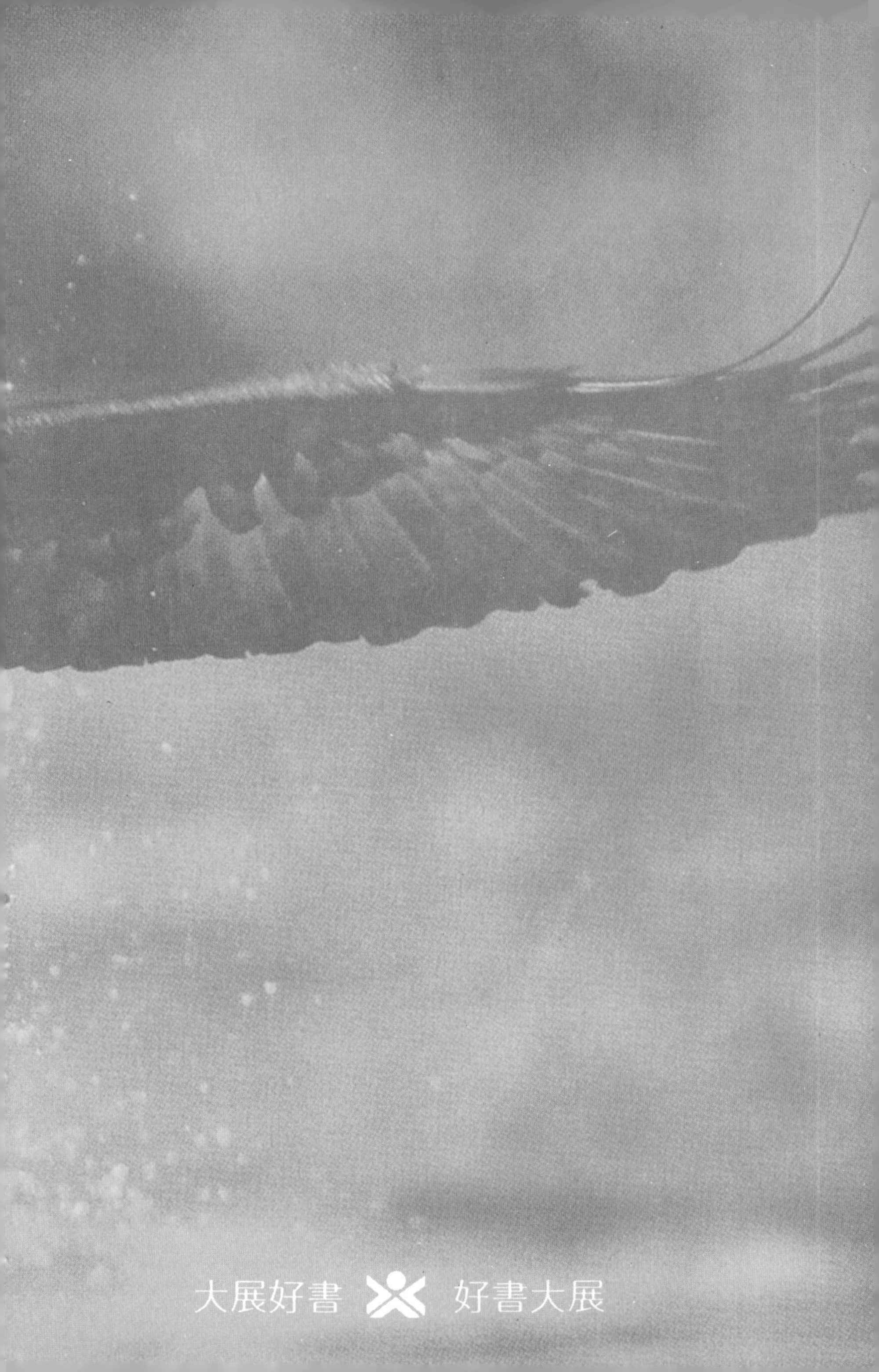

大展好書 好書大展